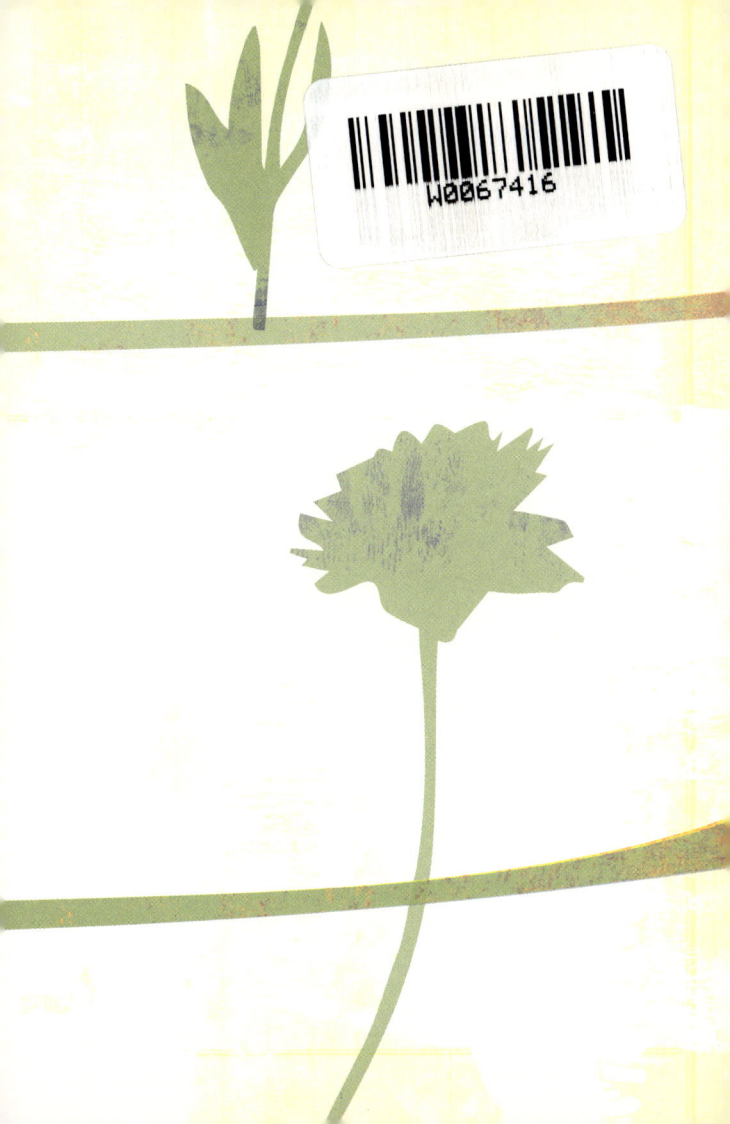

W0067416

Martina Schneider

Ausgeruht!

Über die Autorin:

Martina Schneider ist Heilpraktikerin, Wingwave©-Coach, NLP-Master (DVNLP), Trainerin und Dozentin. Sie arbeitet in eigener Naturheilpraxis in Altenahr (Eifel), der das Seminarhaus Schlüsselblume angeschlossen ist. Ihre Schwerpunkte sind Psychosomatik, Schlafmedizin, energetische Medizin und Pflanzenheilkunde. Zudem ist sie Medizinjournalistin und freie Autorin. Mehr Informationen: www.naturheilpraxis-in-kreuzberg.de.

Martina Schneider

Ausgeruht!

5 Minuten für guten Schlaf

lübbe life

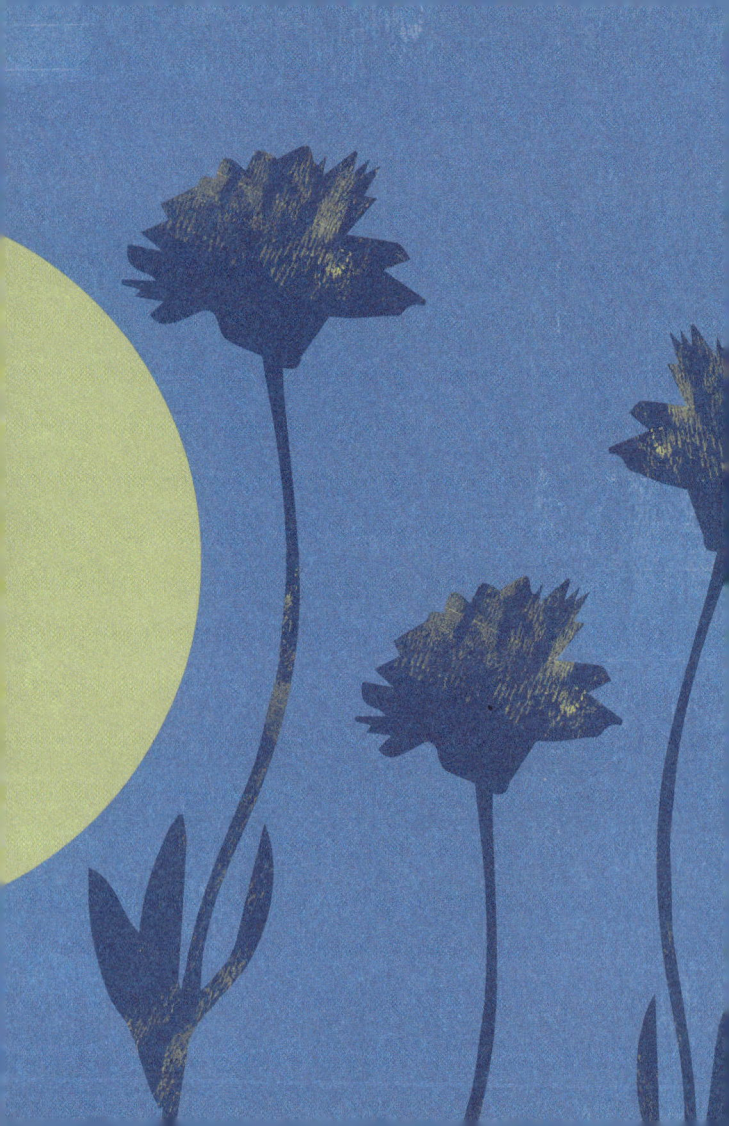

Inhalt

Es ist an der Zeit!   7

1. **Gut einschlafen:** Abschalten!   17

2. **Gut schlafen:**
Immer mit der Ruhe   31

3. **Durchschlafen:**
Zwanglos und bequem   45

4. **Ausgeschlafen:**
Aufgeweckt in den Tag   61

5. **Hellwach bleiben:**
Schnelle Energie-Heber   77

Ein Genuss, in sich zu ruhen   90

»Süßer Schlaf! Du kommst wie ein reines Glück ungebeten, unerfleht am willigsten. Du lösest die Knoten der strengen Gedanken, vermischest alle Bilder der Freude und des Schmerzes, ungehindert fließt der Kreis innerer Harmonien.«

Es ist an der Zeit!

Ach, wie schön wäre es, in Goethes Schwelgen einzustimmen! Doch bei vielen Menschen kommt oftmals ihr Schlaf nicht wie gerufen, gleich, wie sie sich auch drehen und wenden, löst sich auch kein Knoten. Eher tauchen aus dem Dunkel weitere Verstrickungen auf, die lästige Gedankenpakete so festzurren, dass an Schlaf nicht mehr zu denken ist.

Es will nicht funktionieren. Abends müde, morgens munter: Sich über Nacht zu erholen, um am Tag erfrischt ans Werk zu gehen – ein Wunschtraum. Was ist passiert, das so viele Menschen aus ihrem Rhythmus bringt?

Unser Gehirn gibt die Antwort: Analog in einer digitalen Welt unterwegs zu sein, passt oft nicht gut zusammen. Dem Gehirn behagt es weder, durchzuarbeiten und die Nacht zum Tage zu machen, noch, ständig erreichbar zu sein, ohne

Pause, ohne Auszeit. Die innere Rhythmik gerät da schnell aus dem Takt, sodass an Zeit für sich selbst nicht mehr viel übrig bleibt.

Doch keine Sorge: Uhren kann man wieder stellen! Mit Ihrer inneren Uhr ist das nicht anders. Und sobald Sie wissen, wie Sie das im Handumdrehen bewerkstelligen, pendelt sich Ihre Schlaf- und Wach-Zeit wieder ein. Schließlich hat Ihr Gehirn sich auch gemerkt, dass es irgendwann in Ihrem Leben bereits eine Zeit gab, in der Sie gut geschlafen haben. Lassen Sie uns zusammen diese Zeit wecken!

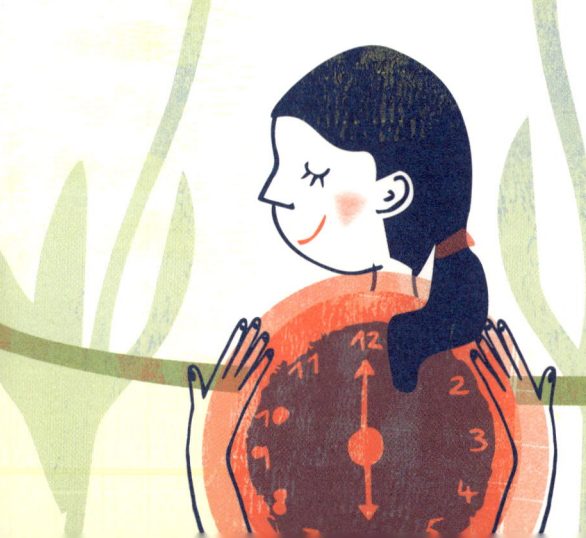

Schlaf: Was ist das eigentlich?

Vor mehr als 2.000 Jahren erkannte bereits der griechische Philosoph Aristoteles: »Der Schlaf hat die Bestimmung, der Erhaltung der Lebewesen zu dienen.« Seit etwa 50 Jahren sind sich Neurobiologen sicher, dass Schlafen und Wachen zwei verschiedene aktive Funktionszustände sind, die vermutlich von ein und demselben Schrittmacher im Gehirn geregelt werden. Innerhalb von 24 Stunden verändern sich viele Funktionen in Ihrem Organismus, nicht nur zu- und untereinander, sondern auch im Wechsel von Tag und Nacht, von Licht und Dunkelheit. Wach oder müde, fit oder schlapp, konzentriert oder gedankenlos: Ihre innere Uhr zeigt Ihnen an, wann es an der Zeit ist zu schlafen.

Wozu ist Schlaf gut?

Wenn Sie schlafen, tun Sie das in fünf Zeitspannen: Zwei Leicht- und zwei Tiefschlafphasen sowie eine Traumphase wechseln sich drei- bis viermal in der Nacht ab. Tiefschlaf- und Traumphasen sind die reinste Erholung, weil sich der Organismus in aller Ruhe regenerieren kann. Ordentlich geputzt wird auch, haben niederländische Forscher aktuell herausgefunden: In der Zeit, in der Tiefschlaf dominiert, kommt es in Blutgefäßen und Liquorräumen des Gehirns zu Bewegungen, die wie in einer Waschmaschine die Entfernung schädlicher Proteine erleichtern. Und so vielleicht auch
einer Demenz vorbeugen.

Leichtschlafphase Tiefschlafphase Leichtschlafphase Tiefsch

Während Sie träumen, sind Sie entspannt, Ihr Gehirn dagegen ist wach: Die Ereignisse Ihres Tages werden über Nacht in wichtig und unwichtig sortiert, um anschließend die wichtigen über Traumbilder aus dem Unbewussten zu verarbeiten. Auch das, was Sie am Tage emotional aufgewühlt hat, bereinigen Sie in Traumphasen. Die dienen übrigens auch dem Gedächtnis. Also ist es wohl doch kein Ammenmärchen, über Nacht klug zu werden, wenn ein Lehrbuch unterm Kopfkissen liegt!

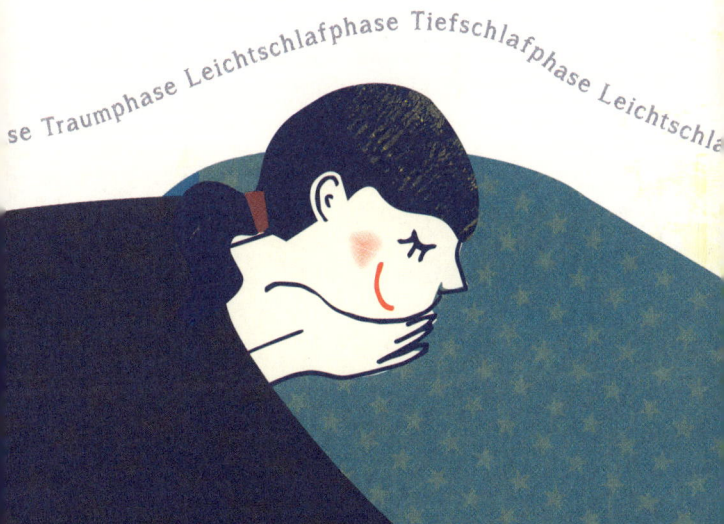

Eine Sache mit Hochs und Tiefs

Hochs und Tiefs erreichen Sie mehrmals am Tag. Diese biologische Rhythmik folgt dem Takt Ihrer inneren Uhr, die, würde sie einfach immer weiterlaufen, täglich nicht 24, sondern 25 Stunden hätte. Herausgefunden haben das Chronobiologen, die Testpersonen beobachteten, die für längere Zeit in einem lichtlosen Bunker zurechtkommen mussten.

Kaum fällt Sonnenlicht auf Ihre innere Uhr, passt diese sich dem 24-Stunden-Takt einer Erdumdrehung an und erzeugt im Körper die Vorgänge, die jeweils an der Reihe sind. Meistens einer nach dem anderen – Ihr Gehirn schätzt kein Durcheinander!

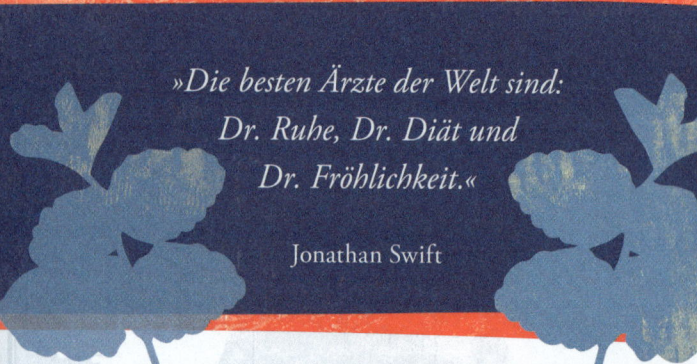

»Die besten Ärzte der Welt sind:
Dr. Ruhe, Dr. Diät und
Dr. Fröhlichkeit.«

Jonathan Swift

Neben der Spur und schwer wie Blei

Vier Monate im Jahr verbringen Sie im Bett. Ein Drittel Ihres Lebens verschlafen Sie normalerweise, einige Zeit pro Tag träumen Sie vor sich hin oder sich weit weg. Beides brauchen Sie, um sich zu erholen.

Doch es kann uns auch ganz anders gehen: Wir fühlen uns neben der Spur und schwer wie Blei. Seit Wochen sorgen wir uns, grübeln viel, haben weder Freude an Natur noch an Bewegung. Stress ist zum Alltag geworden, der uns die Kunst des Lebens vergällt. Da vergeht einem bald auch das Lachen, Stoffwechsel und Hormonhaushalt geraten durcheinander, was viele Menschen zu Nahrungsmitteln greifen lässt, die ihnen Übergewicht bescheren. Das kann Diabetes zur Folge haben. Sind wir übermüdet, reagieren wir nervös und unruhig, unsere Arbeit leidet genauso wie wir selbst. Zu allem Überfluss neigen Übermüdete dazu, Unfälle anzuziehen.

Als würde das alles noch nicht genug sein, haben Betroffene alsbald auch mit Bluthochdruck zu kämpfen, der Herz und Gefäße angreift. Sie fühlen sich nicht mehr wohl in ihrer Haut, die fade geworden ist und zu Unreinheiten neigt. Bakterien und Viren haben leichtes Spiel mit ihnen, da ihr Immunsystem nur wenig zu melden hat. Öfters im Jahr erkranken sie an Infektionen. Es kann zu chronischen Entzündungen kommen.

Kennen Sie solche Auswirkungen von schlechtem Schlaf? Reicht es Ihnen?

»Es reicht!«

Sagen Sie es noch einmal. Laut.

Wie schön, dass Sie sich entschieden haben, für Ruhe zu sorgen! Aber wie?

Sinn-volle Möglichkeiten

Nacht für Nacht Schäfchen zählen geht Ihnen auf Dauer an Herz, Nerven und Nieren. Für Ausgeschlafene also keine Option! Schlaftabletten helfen Ihnen nur kurzfristig weiter, denn Ihr Körper gewöhnt sich daran, sodass Sie die Dosis erhöhen müssen. Gleichzeitig entwickelt sich in Ihnen eine Abhängigkeit.

Sie haben es verdient, dass Sie aufgeweckt und frei durch Ihr Leben gehen! Sie können wieder gut schlafen lernen – Sie brauchen dafür nicht monatelang eine Schulbank zu drücken. Fünf Minuten am Tag reichen aus, in denen Sie ein wenig Ihre Position verändern oder Ihren Blickwinkel. Auf Ihre innere Stimme hören, die Sie mit ganzem Herzen bei Ihrer guten Sache sein lässt. Statt außer sich zu sein, kommen Sie wieder zu sich. Und werden dabei auch von dem Bemerkenswertesten berührt, das es in Ihrem Leben gibt: Sie selbst!

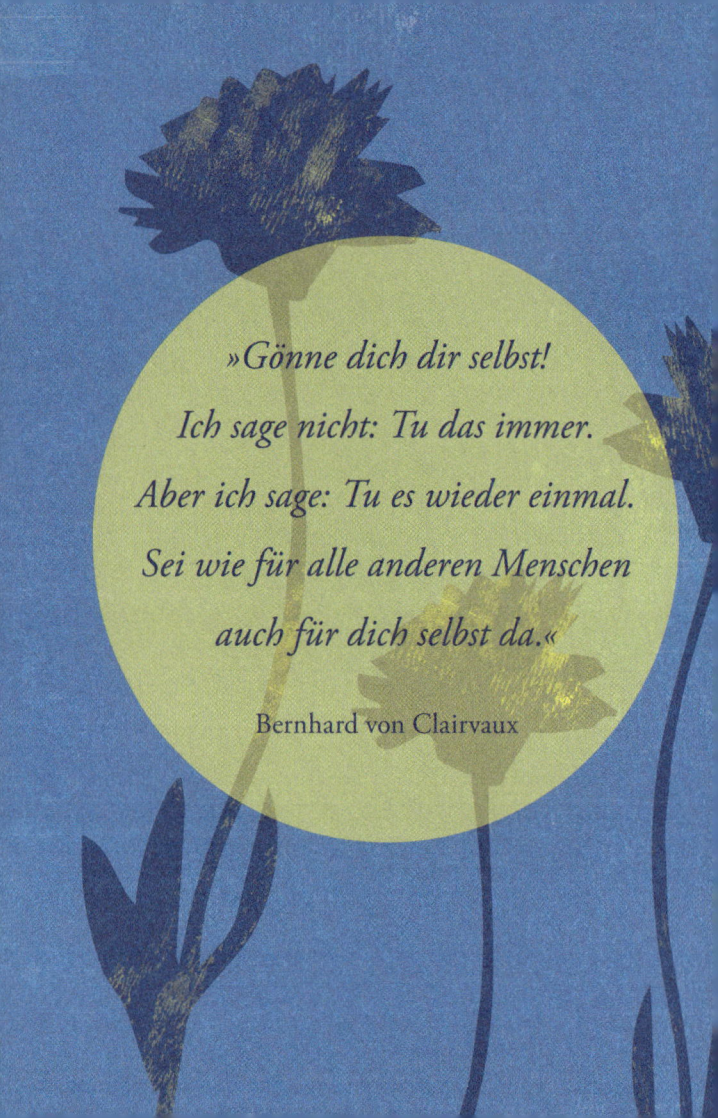

»Gönne dich dir selbst!

Ich sage nicht: Tu das immer.

Aber ich sage: Tu es wieder einmal.

Sei wie für alle anderen Menschen

auch für dich selbst da.«

Bernhard von Clairvaux

1

Gut einschlafen:
Abschalten!

Impuls: Kopf-Kino auf stumm schalten

Nichts wie rein! Und mit dem letzten Schwung, der von diesem Tage übrig geblieben ist, fest die Haustür hinter sich schließen. Schuhe aus und vertrauten Boden unter den Füßen spüren. Mit dem Rücken zur Wand stehen, sich anlehnen, tief ausatmen. Schritt für Schritt über kühle Fliesen und wärmeres Holz zum Sessel. Hineinfallen, die Zehen im Teppichflor vergraben.
Ein ideales Szenario? Gönnen Sie es sich.

Machen Sie das Ankommen zum Ritual

Nach Hause kommen! Durch ein Ritual dafür gewinnen Sie doppelt: einige Minuten ganz für sich und eine Möglichkeit, heil aus Ihrer inneren Anspannung herauszukommen. Wenn Sie gelöst sind, fällt es Ihnen leichter, sich auch von angespannten Gedanken zu lösen – vor allem von dem Gedanken, dass der Mensch doch schlafen *muss*. Schlaf lässt sich nicht erzwingen. Aber einladen. Sobald Sie sich innerlich lösen von fordernden Gedanken, nehmen Sie Ihren momentanen Zustand an, wie er gerade ist: wach, müde, aufgedreht, erschöpft … Mit Akzeptanz kehrt Ruhe ein.

▶ Übung: Sie haben ein Date!

Mit der Erholung kann es angesichts vieler Aufgaben, die noch zu erledigen sind, allerdings schnell wieder vorbei sein. Ehe Sie Ihrer Kraftlosigkeit nachgeben, verabreden Sie sich – mit sich selbst. Heute Abend für morgen Abend. Machen Sie Ort und Zeit mit sich aus und seien Sie sich ein guter Freund, indem Sie sich fest an Ihre Verabredung halten. Auch wenn Ihre ersten Dates nur fünf Minuten dauern, werden Sie bald merken, dass Sie Zeit und Energie gewonnen haben statt verloren. Denn Sie werden sich nicht vielfach erschöpft fühlen, sondern einfach angenehm müde!

GESTERN

Ihr Verstand ist nicht alles

Sicher haben Sie sich schon gedacht, dass Ihr Verstand nur ein kleiner Teil vom ganzen Großen ist, das Sie ausmacht. Er verweilt im Gestern oder Morgen, vom gegenwärtigen Moment weiß er nichts. Aber bekanntlich ist die Vergangenheit von gestern, und was der morgige Tag für Sie bereithält, kann Ihnen heute Abend niemand sagen. Hand aufs Herz: Wie oft ist das am nächsten Tag passiert, was Sie heute befürchtet haben? Wie viele Male entsprach das Leben genau Ihren Vorstellungen?

MORGEN

JETZT

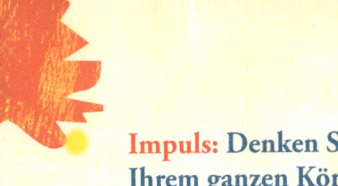

Impuls: Denken Sie mit Ihrem ganzen Körper

Machen Sie es anders. Spielen Sie mit Ihren Zehen im Teppich. Rutschen Sie in Ihrem Sessel hin und her und spüren Sie einmal der Bewegung nach und der Energie, die es braucht, damit Sie sich bewegen. Stille breitet sich in Ihrem Inneren aus, sobald Sie mit dem ganzen Körper denken und nicht nur mit dem Kopf. Der innere Lärm, den das Denken veranstaltet, verstummt. Spüren Sie in Ihr Innenleben, da ist mehr los, als Sie denken, und garantiert einiges, was Sie schon lange nicht mehr wahrgenommen haben. Wofür schlägt Ihr Herz wirklich? Welchen Ballast möchten Sie endlich loswerden?

Das Tun macht die Musik

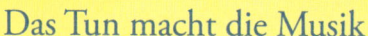

Da sind sie wieder, diese Grübeleien, diese Gedanken, die Ihnen Angst einjagen. Stehen Sie dazu, denn je mehr Sie sich gegen die Angst wehren, umso eher führt sie ein Eigenleben. Wenn Sie können, fangen Sie an zu singen. Nicht der Ton macht die Musik, sondern das Tun: Sobald Sie singen, schafft es Ihr Gehirn nicht mehr, Ihnen Angst zu machen, da der Bereich, der dafür zuständig ist, blockiert ist.

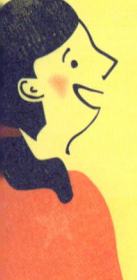

Impuls: Packen Sie den Stier bei den Hörnern

Nun wird Ihnen vielleicht bewusst, was Sie viel lieber fühlen möchten als Angst: Sicherheit? Ruhe? Legen Sie eine Hand auf die Stirn, die andere an den Hinterkopf und achten nur noch auf das Heben und Senken Ihrer Bauchdecke. Tauchen wieder Bilder auf, die Ihnen Stress machen, massieren Sie dort, wo Sie den Stier bei den Hörnern packen können, sanft Ihre Stirn: an den kleinen Höckern am Haaransatz.

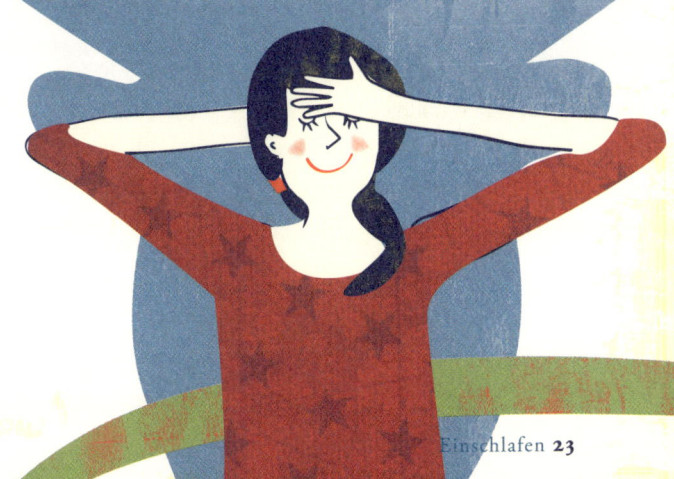

▶ Übung: Räumen Sie rigoros auf

Manche Gedanken scheinen allerdings wie festzukleben, weil sie so oft wiederkehren. Da hilft nur eines: rigoros aufräumen! Hierfür brauchen Sie eine Kommode mit drei Schubladen. Wenn Sie keine haben, stellen Sie sich, wo Sie gerade so bequem sitzen, Ihnen gegenüber eine vor. Nun wählen Sie sich eine Schublade aus und beschriften sie mit »Vergangenheit«, die nächste mit »Zukunft« und die dritte mit – »Unsinn«. Jeden Gedanken, der Sie belastet, räumen Sie sofort weg, indem Sie die entsprechende Schublade öffnen und schließen und den Gedanken, je nach Gewicht, laut oder leise hineinfallen hören. Ja, es mag sein, dass Sie die ersten Tage beschäftigt sind. Doch nach ein paar Tagen werden Sie wahrscheinlich bemerken, wie es Ihnen leichter ums Herz wird. Weil Sie sich um viele Dinge keinen Kopf mehr machen!

☀ Impuls: Schenken Sie sich ein Lächeln

Schon haben Sie gut lachen. Am besten vor dem Spiegel, selbst wenn es sich erst hölzern und künstlich anfühlt. Ziehen Sie die Mundwinkel immer wieder nach oben, zeigen Sie Zähne. Damit senden Sie zwei Botschaften aus: an Ihr Gehirn, ab jetzt auch Widrigkeiten des Lebens aus mehr Distanz zu betrachten, und an das Leben selbst, dass Sie beginnen, ihm zu vertrauen. Beides schenkt Ihnen – Gelassenheit.

»Natur muss gefühlt werden.«

Alexander von Humboldt

Baden Sie in Wald, Luft und Licht

Schenken Sie sich weitere Lichtblicke: Gehen Sie, sobald und so oft Sie können, in den Wald. Schon nach fünf Minuten an frischer Waldluft – das zeigen Studien – entspannen Sie sich. Ihr Selbstwertgefühl steigt, Ihre Stimmung hebt sich, Stress verschwindet. Die Wirkung verstärkt sich, wenn nah am Weg ein See liegt oder neben ihm ein Bach plätschert.

Das Geheimnis liegt in jenen bioaktiven Substanzen, die in Blättern oder Nadeln wohnen und mit denen Pflanzen miteinander kommunizieren. Mit jedem Spaziergang im Wald genießen Sie eine biologische Verjüngungskur. Wenn Sie ausgiebig im Wald baden, haben Sie sogar eines der wirkungsvollsten Rezepte gegen Stress und Grübelei in der Hand, das Ihnen nachweislich auch bei Depressionen und gegen Ängste hilft.

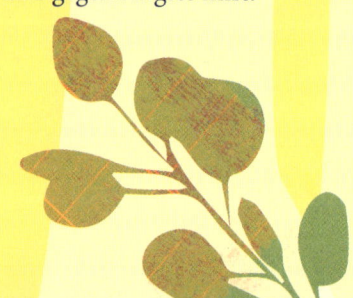

Die Heilkräfte des Waldes nutzen Sie am besten, indem Sie mindestens zweimal in der Woche dort etwa zwei Stunden bleiben und langsam 2,5 Kilometer gehen. Machen Sie eine Pause, sobald Sie müde werden. An einem Platz, der Ihnen gut gefällt, verweilen Sie – lesend, meditierend, entspannt.

Die Konzentration der bioaktiven Substanzen ist im Sommer am stärksten, im Waldesinneren und in Bodennähe höher als am Waldrand. Besonders viele Stoffe können Sie einatmen bei feuchtem Wetter.

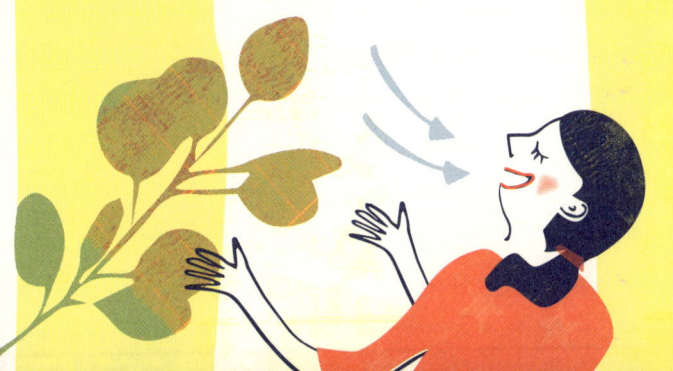

Pausen haben etwas Köstliches

Mit einer guten Tasse Tee wird vieles noch leichter. Was die Briten können, können Griechen und Römer schon lange: Vor Christi Geburt bereits war die Rose sowohl wegen ihres Duftes als auch wegen ihrer heilsamen Wirkung als trinkbare Arznei gegen Stress und Erschöpfung beliebt. In Europa kam sie durch Karl den Großen zu Ehren: Er verpflichtete 794 n. Chr. jeden Besitzer eines Landgutes, neben Heilpflanzen Rosen anzubauen.

Rezept Rosenblütentee für starke Nerven

Den exquisiten Heiltee, um Ihre Nerven zu stärken, haben Sie schnell gemacht: 1 Teelöffel Rosenblüten für 1 Tasse Wasser als Aufguss, 10 Minuten zugedeckt ziehen lassen, 1 bis 2 Tassen täglich trinken.

Rezept Rosenblütenwein, ein antikes Heil- und Anti-Stress-Mittel

Mit Weißwein und Rosenblütenblättern können Sie natürlich auch eine Abkochung zubereiten. Ein bisher kaum bekanntes Rezept für einen delikaten Rosenwein stammt aus dem Buch »De re coquinaria« (Über die Kochkunst) des römischen Feinschmeckers Marcus Gavius Apicius (1. Jh. n. Chr.):

Nähen Sie ca. 40 getrocknete Rosenblütenblätter von vorzüglicher Qualität in ein Leintuch und übergießen Sie sie mit 0,3 Liter trockenem Weißwein. Nach 7 Tagen nehmen Sie die alten Blüten heraus und legen ca. 40 neue in Tuch und Wein, den Sie mit weiteren 1,2 Litern aufgießen. Nach wiederum 7 Tagen geben Sie den Wein durch einen Durchschlag, fügen 100 Gramm Honig hinzu, ehe Sie Ihren Rosenblütenwein Glas für Glas genießen.

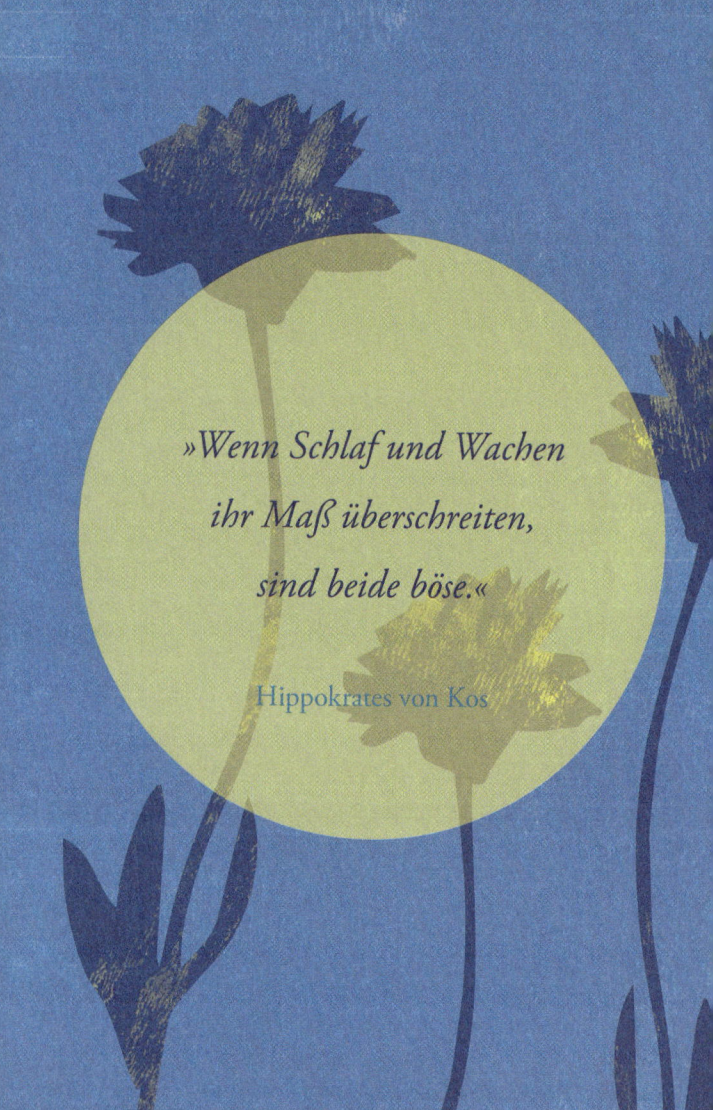

»Wenn Schlaf und Wachen

ihr Maß überschreiten,

sind beide böse.«

Hippokrates von Kos

Gut 2 schlafen: Immer mit der Ruhe

● **Impuls: So, wie Sie sind, sind Sie genau richtig**

Morgens um 7 ist für die Lerche die Welt in Ordnung – davon will die Eule nichts wissen. Abends um 7 liebt die Eule das Leben – davon mag die Lerche nichts hören. Früh schlafen, spät schlafen: Der eigene Biorhythmus lässt Sie dann zur Ruhe kommen, wenn es für Sie an der richtigen Zeit ist.

Sind Sie ein Morgen- oder Abendtyp?

Wissenschaftler sprechen von Morgen- und von Abendtypen. Gleich welcher Typ Sie sind: Ausgesucht haben Sie es sich nicht. Ihre Schlafgewohnheiten sind ererbt oder angeboren. Singt eine Lerche in Ihnen, hüpfen Sie frühmorgens eher munter aus dem Bett und lassen bereits am frühen Abend Ihre Flügel hängen. Sind Sie Eule, kommen Sie abends nicht ins Bett und morgens nicht raus. Der Grund: Ihre innere Uhr tickt etwas anders. Der Tagesrhythmus der Lerchen ist kürzer als der von Eulen, die die Nacht zum Tage machen.

▶ **Übung: Ein Geschenk für Sie**

Suchen Sie sich einen Zeitpunkt aus, zu dem Sie ins Bett gehen – immer. Ihr Gehirn wird Sie nach einer Spanne Regelmäßigkeit mit besserem Schlaf belohnen. Ja, aber … es gibt noch so viel zu tun, dass nicht daran zu denken ist, pünktlich ins Bett zu kommen? Stellen Sie sich einen Wecker auf Ihre Wunsch-Zubettgehzeit. Sobald er klingelt, dürfen Sie sofort alles stehen und liegen lassen. Bleiben Sie konsequent, macht Ihr Gehirn gerne beim Training für einen regelmäßigen Schlafwach-Rhythmus mit.

Ja, aber … wie soll das im Schichtdienst funktionieren? Hoffentlich im Verbund mit Ihrem Chef, der Schichten im Uhrzeigersinn einplant: Früh-, Mittel-, Spät- und Nachtschichten wechseln in dieser Folge ab, nach der Nachtschicht ist der nächste Tag frei. So hat auch Ihre innere Uhr eine Chance, im Takt zu bleiben. Behalten Sie Ihre Schicht- und Ruhezeiten an freien Tagen bei. Können Sie an unregelmäßigen Schichtzeiten nichts ändern, raten Ihnen Arbeitsmediziner: Schlafen Sie nach der Schicht in Schichten – etwa vier Stunden nach der Arbeit und weitere zwei bis drei Stunden einige Zeit später in einem dunklen, stillen Schlafraum. Am besten darauf vorbereitet sind Sie, wenn Sie in den letzten vier Stunden Ihrer Schicht kein Koffein mehr zu sich nehmen und keine schweren Mahlzeiten.

Wie viel darf's denn sein?

»Vier Stunden die Männer – fünf die Frauen – sechs die Dummköpfe!« Davon war Napoleon Bonaparte überzeugt. Er schlief selten mehr als vier Stunden pro Nacht. Allerdings verschwieg er seine Mittagsschläfchen, die wohl einem aufgeweckten Feldherrn nicht gut zu Gesicht standen. Goethe dagegen schwor auf neun Stunden Nachtschlaf, Einstein sogar auf zehn. Wie viel Schlaf Sie brauchen, spüren Sie: Fühlen Sie sich tagsüber wach, obwohl Sie in der Nacht nur fünf Stunden geschlafen haben, leiden Sie kaum an Schlafmangel. Schleppen Sie sich dagegen müde über den Tag, schlafen Sie wahrscheinlich nachts zu wenig.

5 Stunden SCHLAF

Impuls: Glauben Sie nicht alles, was Sie hören

Wer nicht sieben Stunden jede Nacht schläft, hat eine Schlafstörung! Diese verbreitete Meinung dürfte Sie eher verstören. Ob Ihr Schlaf erholsam ist, entscheidet nicht die Schlafdauer, sondern ob Sie vor der biologischen Mitternacht gegen 3 Uhr ausreichend Tiefschlaf genossen haben. Sind Sie stattdessen wach, fühlen Sie sich in der Nacht vermutlich nicht so gut: Sie frieren und Ihre Stimmung ist auf dem Tiefpunkt. Ihre Nebennieren beginnen nun, das Hormon Cortisol auszuschütten, das Tiefschlafphasen ausbremst, damit Sie am Morgen überhaupt aus dem Bett kommen.

Wann es Zeit für Sie ist zu schlafen, das weiß Ihre innere Uhr: Sie schenkt Ihnen ab etwa 20 Uhr bleierne Lider, Gähnen und ausgeprägte Lustlosigkeit.

Vieles könnte das Richtige für Sie sein

Schlummern auf Rezept – das wäre doch mal was! Schauen Sie sich in Ihrem Schlafzimmer einmal um: Steht Ihr Bett richtig? Nicht zu nah am Fenster, um Zugluft zu vermeiden. Ist es abends kühl, dunkel und ruhig? 16 Grad in einem frisch belüfteten Raum, der nicht von einer Straßenlaterne beleuchtet wird, verhelfen Ihnen zu gutem Schlaf. Lärmt der Verkehr draußen oder der Schnarcher neben Ihnen, geben Sie keine Ruhe, bis Sie einen anderen Schlafplatz bezogen haben und er etwas gegen sein Schnarchen unternommen hat.

Was denken Sie, wenn Sie Ihr Bett betrachten? Idealerweise ist es ausschließlich zum Schlafen, Kuscheln und für Sex- und Liebesfreuden da – und nicht zum Lesen oder Arbeiten. Schlüpfen Sie hinein, legen sich auf die rechte Seite und winkeln Sie Ihre Beine etwas an.

Trotz guter Schlafposition werden Sie allerdings ein paar Nächte im Monat zu weniger Ruhe kommen: Schlaflos bei Vollmond ist kein

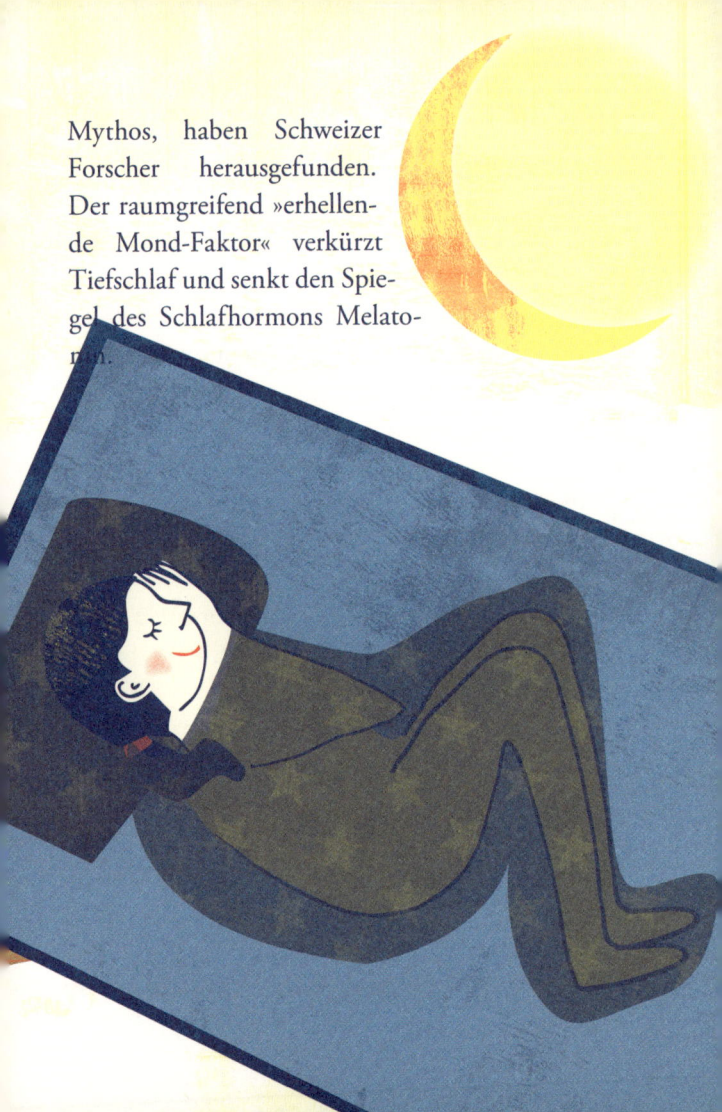

Mythos, haben Schweizer Forscher herausgefunden. Der raumgreifend »erhellende Mond-Faktor« verkürzt Tiefschlaf und senkt den Spiegel des Schlafhormons Melatonin.

▶ Übung: Mit Duft und Musik

In den Alpen wächst der Duft, der Sie ins Reich der Träume bringt. Die Zirbe oder Zirbelkiefer ist es gewohnt, mit schwierigen Lebensbedingungen zurechtzukommen, und das gibt sie gerne an Sie weiter. Nach Zirbenöl duftende Kissen, die das Aroma dank ihrer Spanfüllung verströmen, beruhigen Sie nachweislich, indem sie Ihr Herz entspannen. Legen Sie sich mit einem Zirbenkissen in Nasennähe bequem auf die Seite und atmen Sie tief ein und aus.

Nun hören Sie zu, wie Einschlafen klingt: Johann Sebastian Bach hat 1741 seine »Goldberg-Variationen« eigens zu dem Zweck komponiert, dass Herrmann Reichsgraf von Keyserlingk endlich selig schlummern konnte. Was weder heiße Fußbäder noch warmer Kakao vermochten, schafften langsam perlende Töne!

Sie mögen keine Klassik? Dann probieren Sie die sphärischen Klänge von Brian Eno aus, die romantischen von Ed Sheeran, oder machen Sie es wie der britische Prinz William: Er lässt Schlaflieder für seine Kinder singen. Von Coldplay.

Manche Füße rauben den Schlaf

Eiszapfen am Fenster und an den Füßen: Kalte Füße im Bett halten Sie wach, weil ein natürlicher Mechanismus kraftlos geworden ist. Sie schlafen erst ein, wenn Ihre Körperkerntemperatur um ein knappes Grad Celsius gesunken ist. Das ist ein Hinweis für den Organismus, dass nun Nachtruhe ist. Die Abkühlung wird erreicht, indem Körperwärme abgegeben wird, und dieses geschieht auch über Hände und Füße. Kalte Füße halten den Betrieb auf, da die Blutgefäße zu eng sind. So kommt zu wenig Blut an, um Wärme nach außen zu geben. Bettsocken helfen sofort.

»Bei genügsamer Kost wird
die Nachtruhe nicht verkürzt.«

Demokrit

Auch beim Schlaf redet der Darm mit

Machen Sie sich und Ihrem Darm Freude. Ab 15 Uhr beginnt der Darm, langsamer zu arbeiten. Nehmen Sie nun Rohkost oder Obst zu sich, bleibt alles länger liegen, fängt an zu gären, verursacht Unwohlsein und Blähungen. Essen Sie am Abend dagegen leicht mit gedünstetem oder gekochtem Gemüse, so kehrt schnell Ruhe ein.

Kaum bekömmlich sind auch üppige späte Abendessen. Eiweiße und Kohlenhydrate können nicht wie tagsüber vollständig von Magen und Dünndarm aufgespalten werden, sodass Ihr Menü nur halb verdaut im Dickdarm ankommt. Die Darmbakterien versuchen, die Aufspaltungsarbeit zu übernehmen. Da sie dafür aber nicht ausgebildet sind, entstehen Gärungs- und Fäulnisgifte, mit denen die Leber zu kämpfen hat. Das merken Sie, weil Sie unruhig werden, nicht durchschlafen können und Ihnen der Schweiß ausbricht.

Nach dem Mittagessen noch ein Kaffee – gerne. Nach 14 Uhr streichen Sie aber besser alles, was Koffein und ähnliche Stoffe enthält: neben Kaffee schwarzer und grüner Tee, Cola, Kakao und Schokolade.

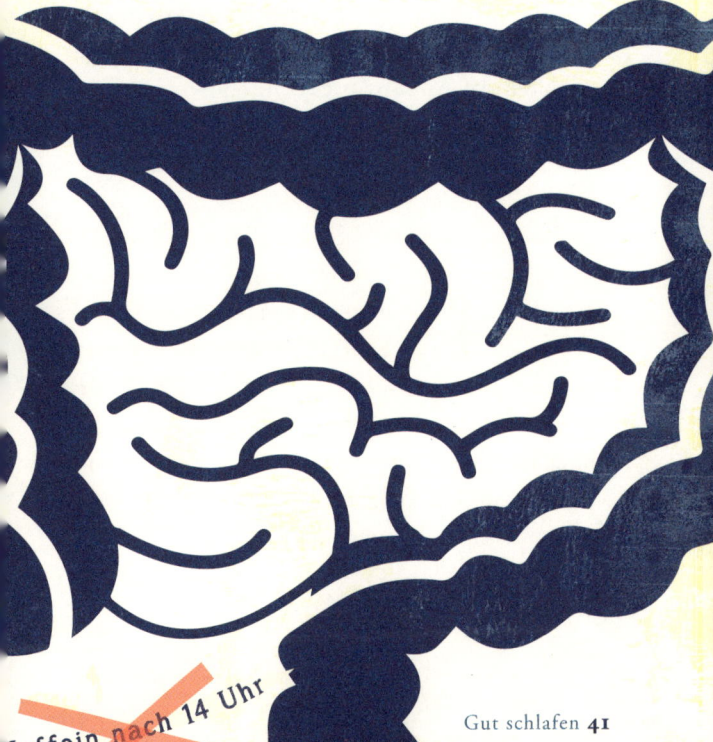

Koffein nach 14 Uhr

Impuls: Das stille Glück mit dem richtigen Betthupferl

Genießen Sie bis spätestens 19 Uhr ein kleines Abendessen, haben Sie sich bereits ein Betthupferl gegönnt. Dies wird umso delikater, wenn Sie Nüsse, Fisch, Geflügel oder Ei dazutun: Sie alle enthalten die Aminosäure Tryptophan, aus dem Ihr Organismus das »Glückshormon« Serotonin herstellt. Und das weckt in Ihnen das Schlafhormon Melatonin.

Als Beilage servieren Sie sich Kohlenhydrate in der Vollwert-Version – auch wenn Menschen um sie herum auf Proteine schwören. Doch die leiden vermutlich nicht an Schlafstörungen. Wem es dagegen seit Wochen schwerfällt einzuschlafen, der steht wahrscheinlich unter Stress, das heißt: In Ihnen kann die Konzentration des Stresshormons Cortisol zu hoch sein. Dessen Gegenspieler sind Kohlenhydrate, die müde machen.

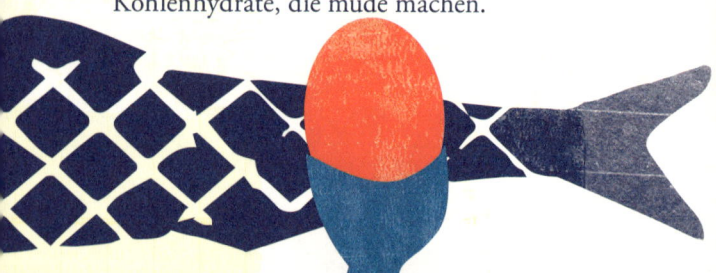

Rezept: Glücksverstärker aus dem Gewürzschrank

Melisse am Morgen regt an, Melisse am Abend beruhigt. Anis am Tag gleicht aus, Anis am Abend macht sinnlich: Gönnen Sie sich eine Prise voller Wonne. Die Zeit zum Kuscheln versüßt Ihnen ein Glas warme Hafermilch mit etwas frisch geriebener Muskatnuss oder *Caneel*-Zimt.

Safran und Vanille können noch mehr, als Ihren Schlaf fördern: Sie helfen mit, jene Gedanken, die Ihnen Angst machen, an Ihnen vorbeiziehen zu lassen.

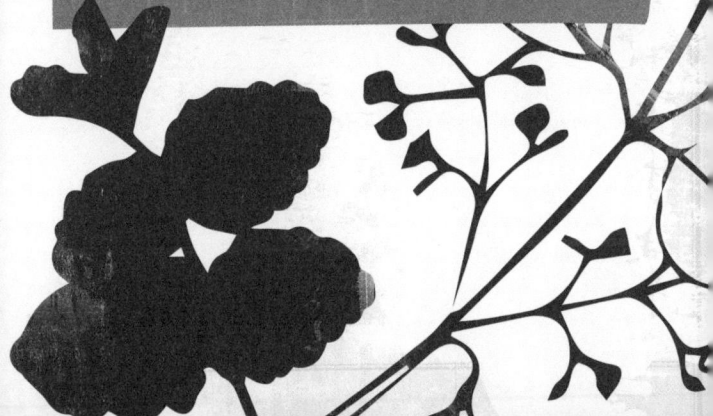

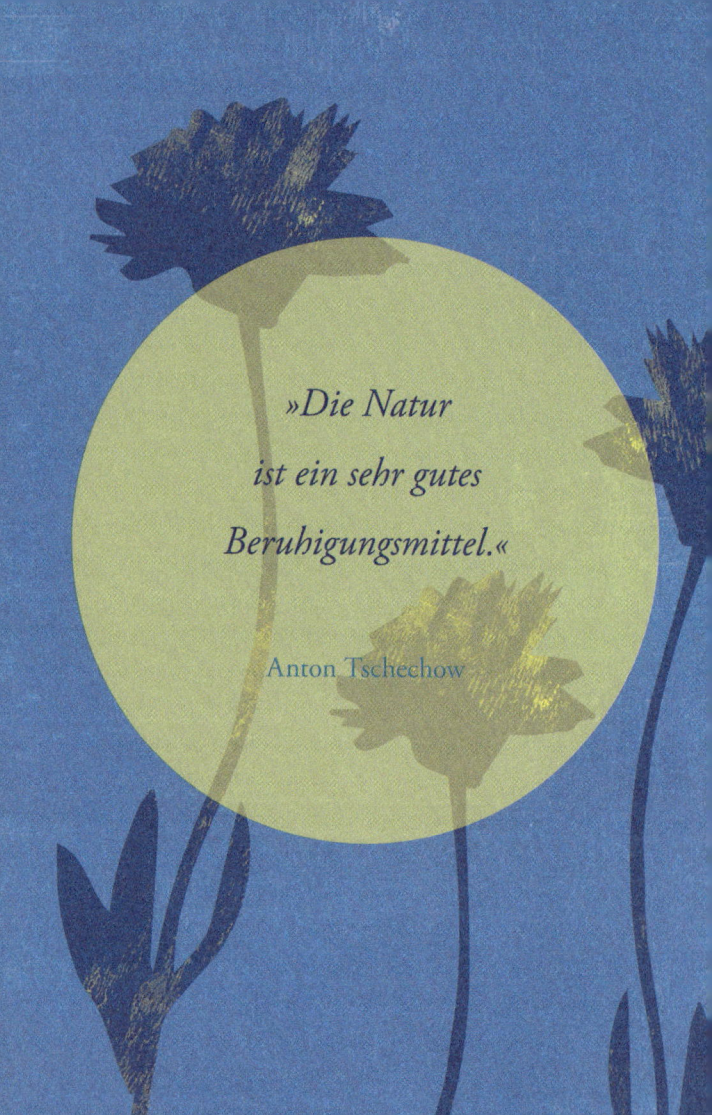

»Die Natur

ist ein sehr gutes

Beruhigungsmittel.«

Anton Tschechow

3

Durchschlafen:
Zwanglos
und bequem

● Impuls: Licht aus!

Ihr Schlafwach-Rhythmus wird auch über die Augen gesteuert. Ist Ihre Netzhaut Licht mit hohem Blauanteil ausgesetzt, macht Ihr Gehirn prompt die Nacht zum Tag. Gleich dem Tageslicht haben LED-Lichtquellen wie Fernseher und Handy einen hohen Anteil an blauem Licht. Knipsen Sie es aus, wenn Sie müde werden wollen, indem Sie den Blaufilter in den Einstellungen von Handy und Tablet aktivieren oder eine App nutzen, die den Bildschirm in Gelb- oder

Orange-Töne einfärbt. So wird der Blauanteil der Lichtquelle unterdrückt.

Möchten Sie schlafen und gleichzeitig noch mehr für Ihre Gesundheit tun, folgen Sie dem Rat von fast 200 Wissenschaftlern weltweit – und rüsten Sie gegen Elektrosmog auf. Setzen Sie alle Elektrogeräte vor die Schlafzimmertür und lassen Sie sich vom Elektriker ein Relais einbauen, das nachts den Strom von Ihrem Bett fernhält. Dann holen Sie Ihren alten Wecker aus der Schublade, der lediglich eine Akku-Batterie braucht. Aber nur, wenn er richtig tickt: leise!

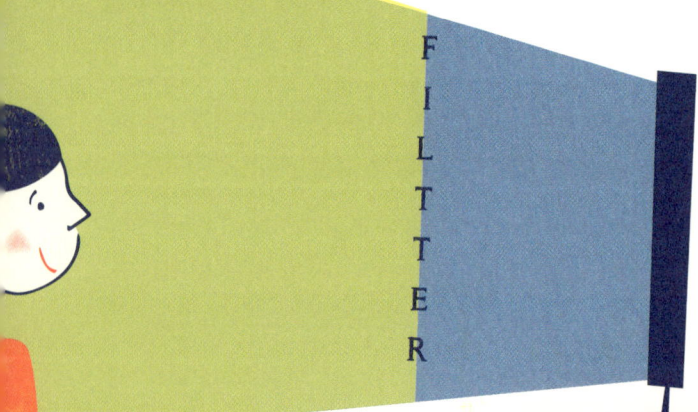

Wirklich eine Gute-Nacht-Geschichte

Sicher hat Ihnen das schon einmal jemand erzählt: Gut schläft nur der, der die ganze Nacht durchschläft. Sich nicht rührt, genau da liegen bleibt, wo er sich abends hingelegt hat, und dort auch morgens wieder aufwacht. Demnach hätten die meisten von uns keine guten Aussichten, die Nacht im Land der Träume zu verbringen.

Zum Glück sieht die Wirklichkeit beruhigend anders aus: Bis zu 28-mal wachen Sie nachts auf, etwa viermal pro Stunde. Sind Sie, was meistens der Fall ist, unter drei Minuten wach, wissen Sie davon am nächsten Morgen nichts mehr. Mehr als drei Minuten bleiben Ihnen in Erinnerung, weil sie Sie stören. Den Erholungswert Ihres Gesamtschlafes vereiteln die Störenfriede allerdings nicht. Zwischen 20- und 60-mal bewegen und drehen Sie sich, während Sie schlafen. Auch das bemerken Sie eher nicht, wenn Einschlaf- und Aufwachposition gleich sind.

Und machen Sie sich keine Sorgen, wenn Sie jemand sind, der nur langsam wach wird und dafür viel Ruhe braucht: Das ist vollkommen in Ordnung!

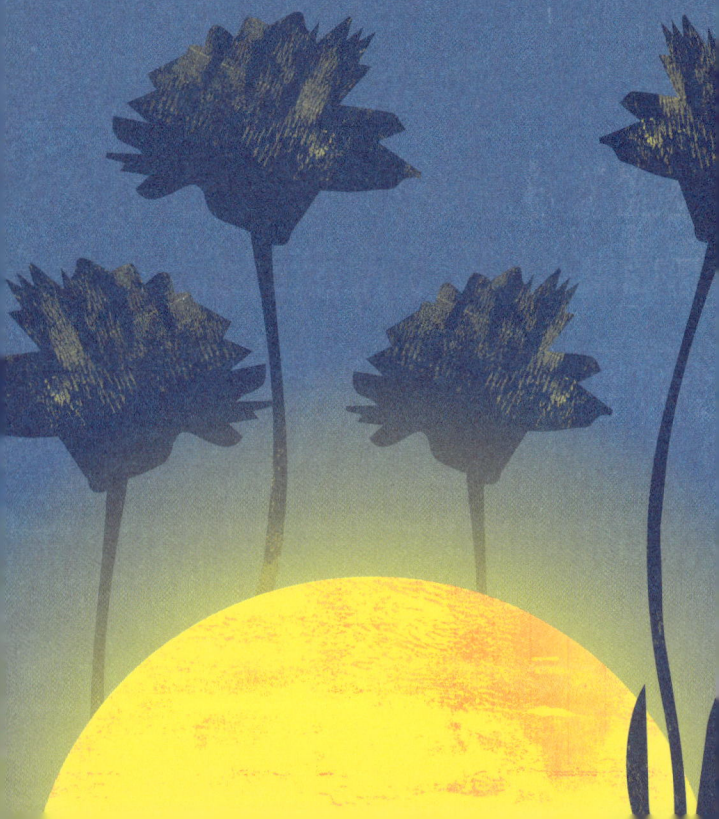

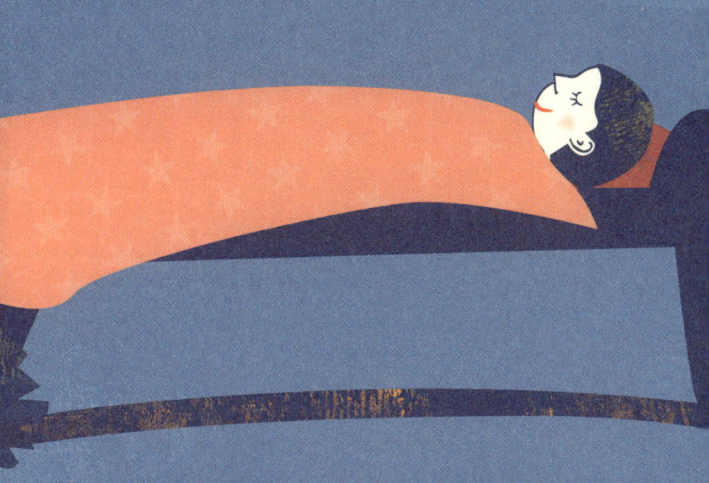

Übrigens: Wie man sich bettet, so schläft man

Ein gesundes Bett ist körpergerecht und individuell einstellbar. Es passt sich in jeder Lage dem Körper stützend und tragend an. In einem harten Bett dagegen hängt die Wirbelsäule durch, da weder Schulter noch Hüfte einsinken können.

Alles hat seine Zeit

Ihre innere Uhr kennen Sie schon. Es gibt noch eine Uhr, die Ihnen etwas über Sie selbst erzählt: die Organuhr aus der Traditionellen Chinesischen Medizin. An ihr lesen Sie ab, welche Arbeits- und Ruhezeiten jedes Ihrer Organe hat und braucht und wann etwas in welchem System gerade nicht rundläuft. Wenn Sie regelmäßig zu bestimmten Zeiten aufwachen und nur schwer wieder einschlafen, schauen Sie einmal nach, welches Organ Sie beschäftigt:

Zwischen 23 und 1 Uhr liegt die »Herz-Zeit«, zwischen 1 und 3 Uhr die »Leber-Galle-Zeit«, zwischen 3 und 5 Uhr melden sich die Lungen und zwischen 5 und 7 Uhr der Darm. Verknüpft mit den Organen sind emotionale Programme. Während Ihr Herz Freudlosigkeit verarbeiten will, machen Leber und Galle Wut und Ablehnung zu schaffen; die Lungen wollen Kummer loswerden, der Darm hält an Prinzipien fest.

▶ Übung: Der Emotionsradierer

Schenken Sie der Emotion, die Sie gerade als belastend empfinden, kurz Raum, auch wenn es im Moment nicht angenehm ist. Während Sie die Emotion spüren, stellen Sie sich vor, Sie verfolgen ein Tennismatch. Sie sitzen genau in der Mitte in der obersten Reihe und schauen von oben auf die beiden Spieler. Die Bälle fliegen hin und her. Allerdings dreimal so schnell wie normal. Nur mit Ihren Augen (nicht mit dem Kopf) blicken Sie blitzschnell hin und her. Etwa zwei Minuten lang verfolgen Sie das Spiel und fühlen gleichzeitig, wie Sie sich ärgern, traurig oder ängstlich sind. Das Spiel ist zu Ende, Ihr innerer Stress auch – mit der wie ausradierten Emotion.

Sich gut erden für himmlische Ruhe

Bäume haben Wurzeln, die weit in die Erde hineinreichen. Wurzeln, die den Baum nähren und für seinen sicheren Stand sorgen, sodass ihn nichts so schnell umhauen *kann*. Ohne gute Erdung fehlen **Stabilität und innerer Halt**, um Dinge gelassen anzupacken.

Bilden auch Sie kraftvolle Wurzeln aus. Dass Sie gut geerdet sind, merken Sie daran, dass Sie aufhören, in den Tag zu träumen oder geistig abwesend zu sein. Wenn Ihre Wurzeln kräftig sind, entwickeln Sie viele gute Ideen, an die Sie sich halten können, um Boden zu gewinnen und über sich hinauszuwachsen. Oben ist der Blick frei, und Sie haben die Übersicht über das, was für Sie zählt im Leben.

▶ Übung: 5-Minuten-Sache mit Hand und Fuß

- Reiben Sie Ihre Ohrläppchen zwei Minuten lang zwischen Daumen und Zeigefinger. Die Nerven, die Sie dadurch anregen, lassen Ihr Herz zur Ruhe kommen.

- Gewinnen Sie nun an Boden zurück. Setzen Sie sich kurz auf an der Bettkante, Ihre nackten Füße stehen fest auf der Erde. Lassen Sie aus Ihren Füßen dicke Wurzeln wachsen. Nun schieben Sie die Hände unter Ihren Po. Nach einer Minute nehmen Sie die Hände wieder weg und spüren, wie Ihr ganzer Körper regelrecht ins Bett sinkt.

- Legen Sie sich wieder bequem zurück. Den Mittelfinger der rechten Hand schieben Sie unter Ihren Kopf mittig an die Schädelbasis, dorthin, wo der Knochen in die Kuhle zur Wirbelsäule übergeht. Sie erkennen den

Akupressurpunkt »Jadetor« daran, dass er ein wenig schmerzt, wenn Sie ihn sanft drücken.

- Den Mittelfinger Ihrer linken Hand legen Sie auf die Stirn, etwas oberhalb der Mitte zwischen den Augenbrauen. Die kleine Vertiefung, die Sie spüren, ist der Akupressurpunkt »Drittes Auge«. Nun drücken Sie beide Punkte gleichzeitig langsam. Beginnen Sie mit ganz leichtem Druck und steigern sie ihn, während Sie bis 7 zählen. Halten Sie den Druck dann 7 Sekunden und lassen beide ganz langsam, in 7 Sekunden, wieder los. Pause. Drücken – halten – loslassen – Pause: In vier Durchgängen in etwa 2 Minuten können Sie sich selbst wunderbar tiefenentspannen.

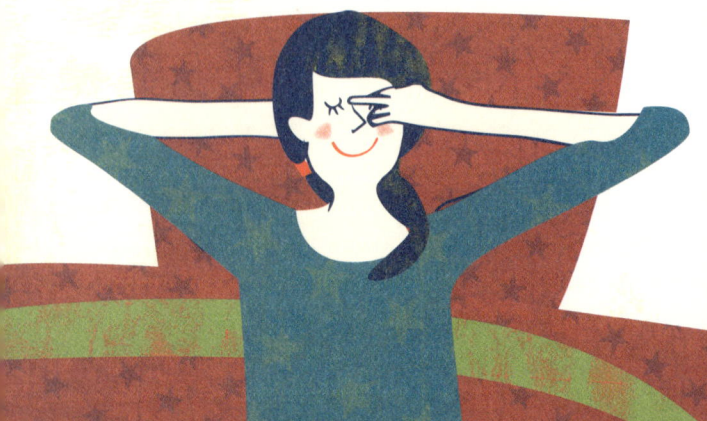

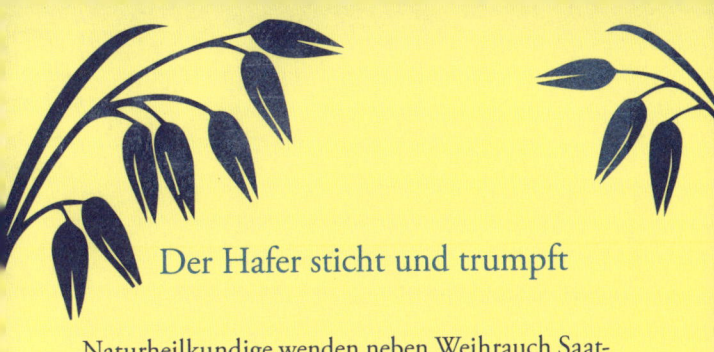

Der Hafer sticht und trumpft

Naturheilkundige wenden neben Weihrauch Saat-hafer als nützliches Mittel gegen innere Unruhe an. Lässt sie Sie nicht einschlafen und bringt Sie ins Grübeln, sodass Ihre Gedanken Karussell fahren? Unter seinem medizinischen Namen *Avena sativa* wird Hafer verordnet als Urtinktur oder homöopathisches Einzelmittel. Aber Sie können ihn natürlich auch essen und trinken: in Milch oder Tee.

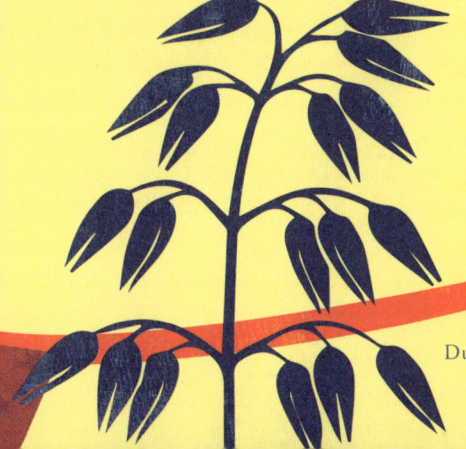

Rezept Ausnahmefrüchte in Hafermilch

Sechs bis zehn Datteln über Nacht einweichen lassen. Am nächsten Abend pürieren und mit einem Liter ungesüßter Hafermilch langsam aufkochen. Mit grünem Kardamom, frisch gemörsert, Kurkuma, Nelken, Zimt, Anis und Vanille würzen. Am besten abends vor 19 Uhr eine Tasse trinken, der Sie einen gestrichenen Teelöffel Schlafbeerenpulver zufügen. Das Pulver ist auch unter dem Namen Ashwaganda (Ginseng) im Handel erhältlich.

Ballaststoffe, Mineralstoffe wie Kalium, Calcium und Magnesium sowie B-Vitamine sind gut fürs Nervensystem und machen Datteln zur Ausnahmefrucht, weshalb Sie Dattel-Hafermilch abends und nachts bei Ein- und Durchschlafstörungen trinken können, ohne dass der Darm protestiert. Auch enthalten Datteln viel Tryptophan: Aus der Aminosäure entsteht über Serotonin das Schlafhormon Melatonin.

»*Nur in einem ruhigen Teich spiegelt sich das Licht der Sterne.*«

Chinesisches Sprichwort

Gefühle fühlen statt Gedanken denken

Die Gedanken kreisen im Kopf, wieder und wieder um dasselbe Problem. Frustrierend, da keine Lösung in Sicht ist. Doch das scheint nur so zu sein! Solange Sie Angst, Trauer oder Wut nicht leben, sondern ablehnen, kreisen Ihre Gedanken weiter, ohne zu einem Ergebnis zu kommen.

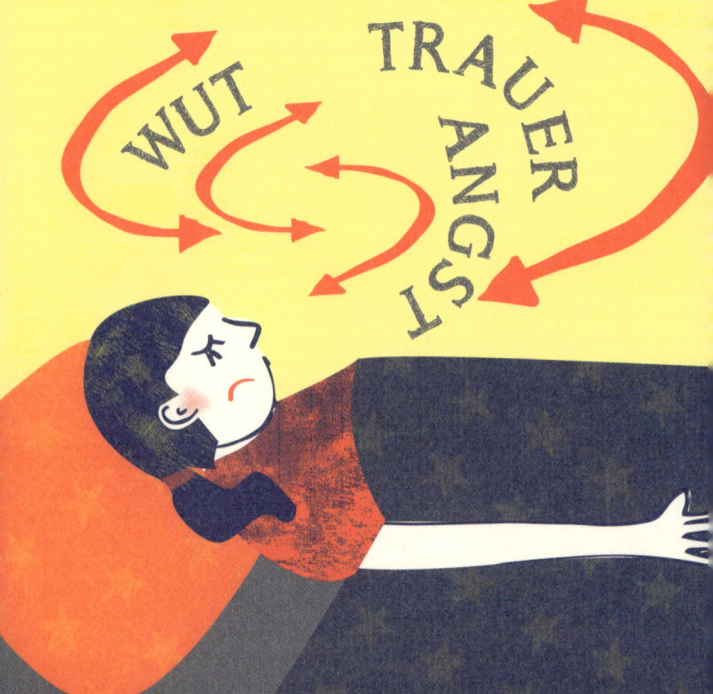

Impuls: Schluss mit der Grübelei

Stopp! Während Sie im Bett liegen, stellen Sie sich das Verkehrsschild vor, groß in Rot-Weiß, womit Sie deutlich Ihre kreisenden Gedanken ausbremsen. Spüren Sie in sich hinein: Welches Gefühl verbinden Sie als Erstes mit dem Grübeln? Ärger? Verzweiflung? Sich sorgen? Geben Sie dem stärksten Gefühl kurz intensiv Raum. Wenn wir Situationen so annehmen, wie sie im Moment sind, gibt uns dies unsere innere Freiheit zurück. Und dort, wo Sie frei sind, kommen Sie in andere Gefühle, souverän, heiter – und sogar glücklich!

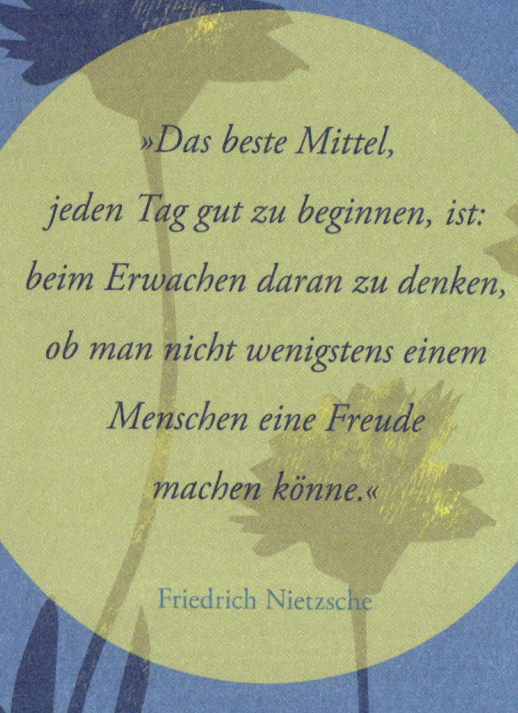

»Das beste Mittel,

jeden Tag gut zu beginnen, ist:

beim Erwachen daran zu denken,

ob man nicht wenigstens einem

Menschen eine Freude

machen könne.«

Friedrich Nietzsche

4 Ausgeschlafen: Aufgeweckt in den Tag

● Impuls: Morgenwonne!

Wohin fällt Ihr Blick morgens als Erstes? Hoffentlich auf etwas, mit dem Sie pure Lebensfreude verbinden, ein Bild, ein Licht, ein Blick ins Grüne … Und die Wonne lässt sich sogar noch steigern.

Von unserer Sicht auf die Welt hängt unser innerer Zustand ab. Uns geht es überraschend gut, während wir uns – genussvoll im Bett liegend –

die richtigen Fragen stellen. Fragen, die so kraftvoll sind, dass die Antworten Sie mit Energie ge-
laden in den Tag starten lassen. Worüber sind Sie
in diesem Moment zufrieden? Worüber erfreut?
Wofür sind Sie *gerade* dankbar? Was genießen Sie
jetzt am meisten?

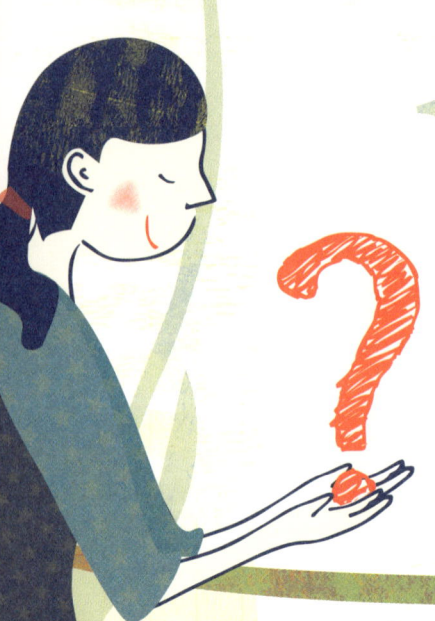

Über Nacht erholt

Da bewegt sich etwas. Im Kopf, im Körper. Sie kommen mit der Zeit in Ihre Natur zurück, die Erholung für Sie vorgesehen hat. Denn die Stunden zwischen Einschlafen und Aufwachen sind ein täglicher Kurzurlaub.

Nacht für Nacht wiederholen sich mehrmals fünf verschiedene Schlafstadien, ein ganzer Zyklus dauert etwa 90 Minuten. Das Leichtschlafstadium beginnt unmittelbar nach dem Einschlafen, das abgelöst wird vom Stadium des mitteltiefen Schlafes, das wiederum langsam in die Tiefschlafphase führt. Körpertemperatur und Blutdruck sinken, Atemfrequenz und Herzschlag verlangsamen sich. Wenn Sie jetzt schlafen, wird es schwierig, Sie zu wecken, und das ist gut so, weil Sie sich gerade vom Stress des Vortages wirklich erholen.

Langsam wechselt Ihr Schlaf wieder in eine leichte Phase. Der Traumschlaf, genannt REM-Schlaf, folgt. REM bedeutet Rapid Eye Movement: Ihre Augen bewegen sich schnell unter den Lidern. Auf diesen Reiz hin werden in Ihrem Gehirn Traumbilder hervorgerufen. Im Moment lassen Sie sich leicht aufwecken, da Sie, verfolgt man Ihre Gehirnwellen, wach sind! In der ersten Nachthälfte bis etwa 3 Uhr überwiegt der Tiefschlaf, während Sie in der zweiten Nachthälfte und in den frühen Morgenstunden mehr Traumschlaf erleben.

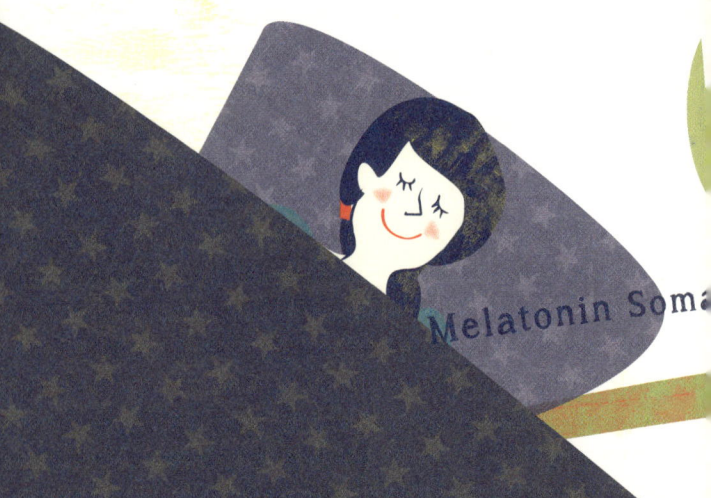

Melatonin Soma

Übrigens: Im Gleichgewicht dank Hormonen

Am frühen Abend beginnt das Schlafhormon Melatonin, für eine gute Nacht zu sorgen. Besonders während erholsamer Tiefschlafphasen entfaltet das Wachstumshormon Somatotropin Aktivität: Neue Körperzellen werden gebildet, etwa für Blut und Haut. Das männliche Geschlechtshormon Testosteron baut über Nacht Muskeln auf und regt die Produktion von Spermien an.
Leptin bremst nachts den Hunger aus. Gegen 3 Uhr wird das Stresshormon Cortisol aktiv, damit Sie morgens überhaupt wach werden und aus dem Bett finden. Das weckt auch Ghrelin, jenes Hormon, das Ihnen Appetit aufs Frühstück macht.

pin Testosteron Leptin Cortisol Ghrelin

▶ Übung: Farben zum Wohlfühlen

Auch Farben können dazu beitragen, dass Sie sich innerlich wohlfühlen, indem Sie sich mit ihnen umgeben und sie intensiv betrachten: Den Wolken am blauen Himmel nachschauen entspannt; Rot sehen motiviert zu Bewegung und Aktion. Wenn alles im grünen Bereich ist, beruhigt das sehr; und das Gelbe vom Ei bringt die gute Laune zurück.

Vielleicht haben Sie mithilfe der Organuhr aus Kapitel 3 schon herausgefunden, welches Organ Ihnen öfters meldet, dass es Ihre Zuwendung braucht. Oder es gibt schon länger eines, das Ihnen Kummer macht, für das Sie sogar Medikamente einnehmen. Mit den Farben Grün und Gold und Ihrer *Ein*atmung können Sie Ihr Innenleben nachhaltig unterstützen: Bleiben Sie noch einen Moment im Bett liegen, legen eine Hand auf das betroffene Organ und stellen sich nacheinander die beiden Farben vor. Dann atmen Sie tief ein – erst einige Male mit Grün, dann mit Gold. Zum guten Schluss atmen Sie ein paarmal beide Farben gleichzeitig ein.

Wundern Sie sich nicht, wenn Ihr Organ sich nun warm anfühlt: Mit Grün haben Sie Natürlichkeit, Frische und Leben eingeatmet, mit Gold Sonnenlicht, Kraft und Wertvolles.

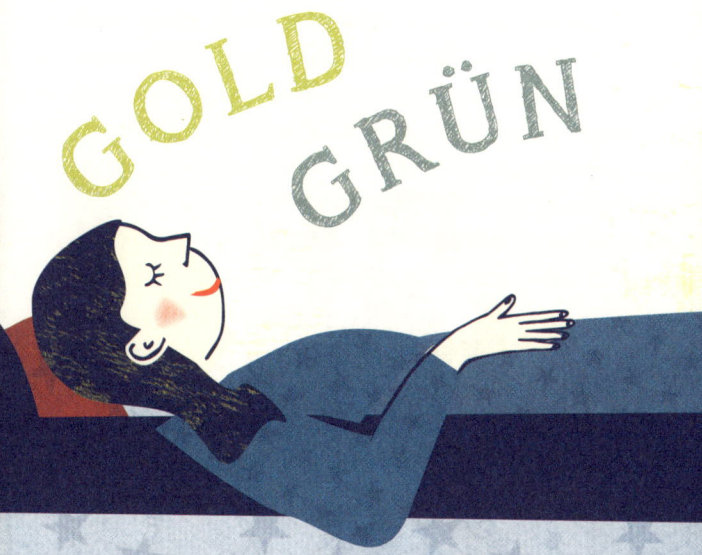

Ordnung ist doch das halbe Leben

Oft braucht es allerdings noch mehr als Farbe im Leben. Bügelberge im Schlafzimmer? Aktenstapel auf dem Schreibtisch daneben? Kleidung oder Spielzeug wachsen Ihnen bereits über den Kopf? Angesichts unaufgeräumter Zimmer und unerledigter Aufgaben gerät Ihr Gehirn in Stress. Es braucht Ordnung und die Gewissheit, dass Ihr Tagwerk wirklich am Abend erledigt ist. Und schon beginnen Sie, sich geborgen zu fühlen, gemütlich, ganz bei sich zu Hause. Glücklich eben! Und der nächste Tag kann kommen.

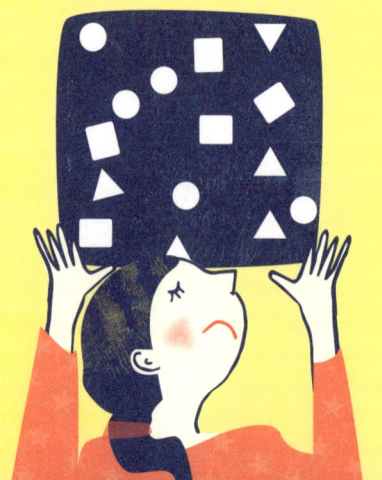

● **Impuls: Raum schaffen**

Aufräumen, sortieren, weglegen, wegwerfen funktioniert auch mit Einstellungen. Wenn Sie Ihre Sicht zu Schlaf und Mangel ändern möchten, räumen Sie erst auf und schaffen dann Raum, indem Sie bewusst eine Leere kreieren. Nehmen Sie sich dazu ein weißes Blatt Papier und betrachten Sie es – allein die Kraft der Leere ist es, die Ihre Wünsche aufnehmen kann. Wie auch ein leeres Blatt Papier eine besondere Kraft hat. Man möchte es mit Schönem füllen!

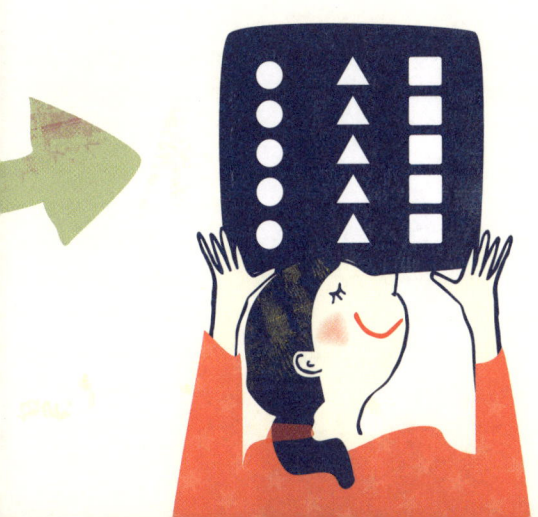

Perfekt unperfekt!

Haben Sie Mut zur Unvollkommenheit? Wünschen Sie sich diesen Mut – und schon wird es still im Kopf, weil der Lärm verschwunden ist, den Perfektionisten in Gedanken gerne veranstalten. An alles denken, alles wissen, alles tun und alles schaffen – bei Licht betrachtet, kann kein Mensch das leisten, denn dafür ist er weder aus- noch eingerichtet.

Ihnen gelingt einiges und anderes nicht. Stark oder schwach: Beides ist gleich-gültig. Sie dürfen zu beidem aus vollem Herzen Ja sagen. Damit geben Sie zwei Botschaften an Ihr Gehirn und an Ihr Leben: Ich vertraue mir und dem Morgen; das Neue, das Bessere ist genau für mich gemacht.

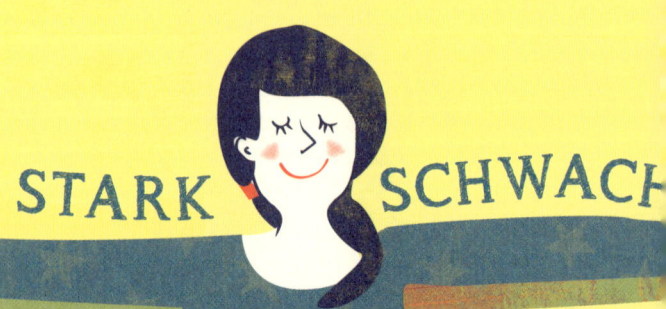

STARK   SCHWACH

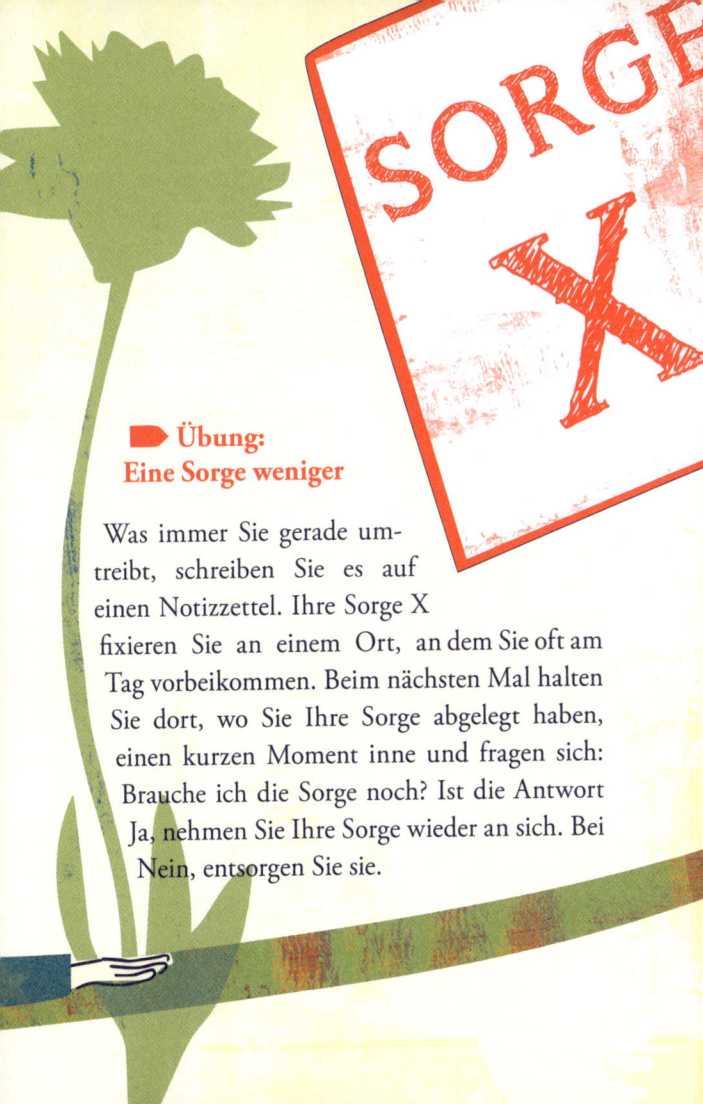

SORGE X

▶ Übung:
Eine Sorge weniger

Was immer Sie gerade umtreibt, schreiben Sie es auf einen Notizzettel. Ihre Sorge X fixieren Sie an einem Ort, an dem Sie oft am Tag vorbeikommen. Beim nächsten Mal halten Sie dort, wo Sie Ihre Sorge abgelegt haben, einen kurzen Moment inne und fragen sich: Brauche ich die Sorge noch? Ist die Antwort Ja, nehmen Sie Ihre Sorge wieder an sich. Bei Nein, entsorgen Sie sie.

Das macht wach

Fünf Wecker an fünf Stellen gleichzeitig klingeln zu lassen, ist eine Methode, morgens aufzustehen, die nicht jedem behagt. Ein Ritual dürfte Sie in bessere Stimmung bringen. Stellen Sie sich Ihren Tagesablauf vor und schauen Sie gezielt nach den Terminen oder Frei-Zeiten, auf die Sie sich freuen oder in denen Sie jemandem eine Freude machen können. Malen Sie sich diese in allen Farben aus und überlegen Sie sich, wie Sie sich am besten darauf vorbereiten. Sie können sicher sein: Vorfreude lässt Sie leicht aus den Federn springen.

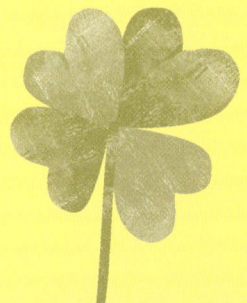

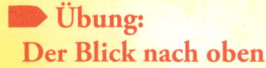

▶ Übung:
Der Blick nach oben

Gähnen Sie ausgiebig, rekeln und strecken Sie sich. Wenn es nötig ist, kaufen Sie sich eine Spezialleuchte, die Ihnen frühmorgens langsam dämmerndes Tageslicht ins dunkle Schlafzimmer zaubert. Dann betrachten Sie einmal in aller Ruhe Ihre Zimmerdecke. Nach oben schauen hat bereits Energie spendende Wirkung, die Sie steigern, indem Sie nur mit Ihren Augen die Deckenlinien abfahren. Von Ecke zu Ecke oder diagonal, gerne auch im Kreis, rechts- wie linksherum.

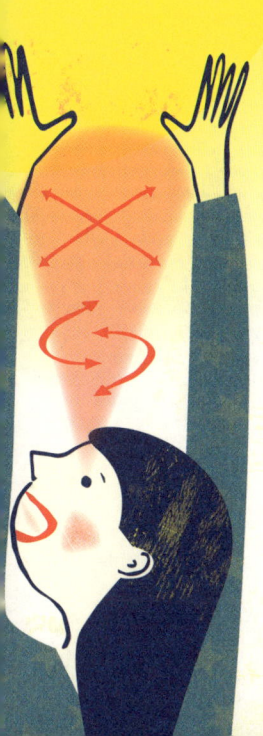

»Mögest du Ruhe finden,
wenn der Tag sich neigt und
deine Gedanken noch einmal
die Orte aufsuchen, an denen
du heute Gutes erfahren hast.
Auf dass die Erinnerung dich
wärmt und gute Träume
deinen Schlaf begleiten.«

Altirischer Segenswunsch

Die andere Tagesschau

Dieselbe Zeit, derselbe Ort: Versinken Sie abends möglichst immer zur selben Zeit in Ihrem Lieblingssessel und lassen den Tag Revue passieren. Erinnern Sie sich an all das, was heute gut gelaufen ist, gelungen, geschafft, Sie gefreut hat oder sogar beglückt. Ausschließlich. Sie werden Ihre Gedanken lieben! Mit der Zeit spüren Sie es immer stärker: Sie können besser mit Stress umgehen und erhalten sich Ihre Zuversicht. Beides hilft Ihnen, wieder in Ihren ureigenen Rhythmus zu kommen.

Impuls: Abendwonne!

Kraftvolle Fragen gibt es natürlich auch für die Nacht. Kuscheln Sie sich in Kissen und Decke, ehe Sie in den Genuss von berührenden Antworten kommen: Was haben Sie wem *heute* gegeben? Und was gelernt? Wie trägt *der heutige Tag* zu Ihrer Lebensqualität bei? Inwiefern empfinden Sie ihn sogar als Investition in Ihr Leben?

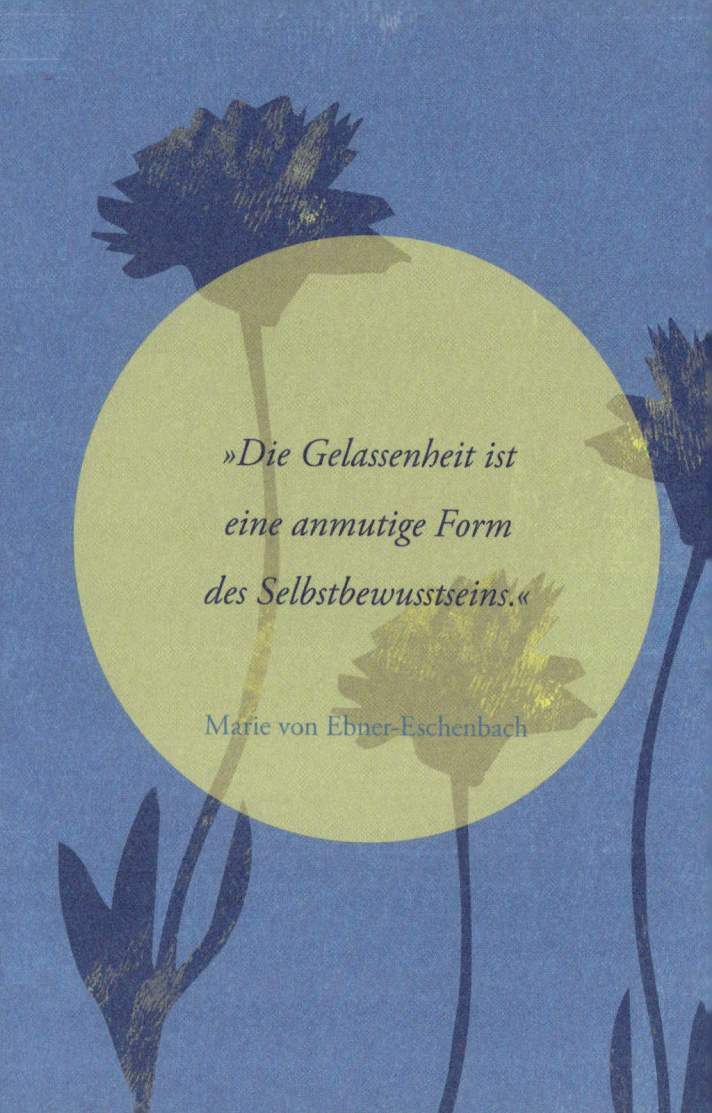

»*Die Gelassenheit ist
eine anmutige Form
des Selbstbewusstseins.*«

Marie von Ebner-Eschenbach

5

Hellwach bleiben:
Schnelle Energie-Heber

● Impuls: Haltung bewahren

Brust raus, Bauch rein – das kennen Sie vielleicht noch von früher. Die reine Lehre strengt allerdings an. Sich innerlich aufzurichten, um auch bei widrigen Umständen Haltung zu bewahren, meint etwas anderes: Kopf hoch, einen Standpunkt haben, dennoch beweglich bleiben – sich seiner selbst bewusst. Eine Körperhaltung, die locker und aufrecht ist, selbstsicher und zuversichtlich wirkt, beschert Ihnen die entsprechende Geistes-

Haltung bewahren

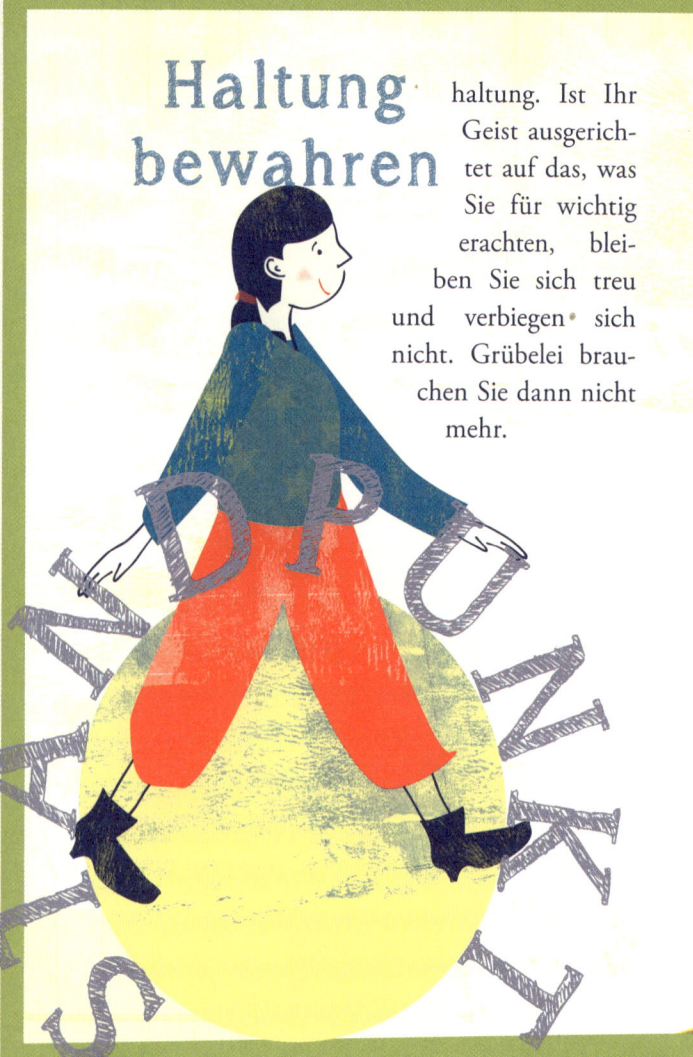

...haltung. Ist Ihr Geist ausgerichtet auf das, was Sie für wichtig erachten, bleiben Sie sich treu und verbiegen sich nicht. Grübelei brauchen Sie dann nicht mehr.

Auch der Geist lässt sich trainieren

Nur das, was Sie sich vorstellen können, halten Sie für möglich. Prüfen Sie Ihren Wunsch, ob Sie überzeugt davon sind, dass er sich wirklich erfüllen kann. Spüren Sie in Ihre Brust hinein, ob Ihr Wunsch ein Herzensanliegen ist, in Ihren Bauch, ob er sich mit Vorfreude füllt. Gönnen Sie sich eine kurze Auszeit und tun Sie so, als ob … Sie schon am Ziel Ihres Wunsches wären. Mit allen Sinnen. Wie sehen Sie aus, wenn Ihr Traum Wirklichkeit geworden ist? Was sagen Sie sich? Welche Gefühle durchströmen Sie? Wonach riecht es momentan, schmeckt das nach mehr?
Trainieren Sie regelmäßig mit allen Sinnen, verankern sich mentale Bilder im Unbewussten und ebnen Ihnen den Weg, Ihr Ziel wirklich zu erreichen. Vielleicht verhilft Ihnen Ihr Gehirn zu noch mehr Schwung, weil Sie sich erinnern, dass Ihnen das, wonach Sie sich sehnen, schon einmal gut gelungen ist.

▶ Übung: Den inneren Dialog beeinflussen

»Ich kann das nicht.« – »Das hat doch noch nie funktioniert.« Kommen Ihnen solche Gedanken bekannt vor? Manche lassen Ihnen direkt die Ohren klingeln. Hören Sie einmal bewusst Ihrem inneren Dialog zu, wie er kommentiert, bewertet, manchmal nörgelt.

Nehmen Sie eine Fernbedienung in die Hand. Verringern Sie nun die Lautstärke, sodass Ihre innere Stimme deutlich angenehmer im Ohr liegt. Verändern Sie über die Kontrast-Taste harte Töne in weiche. Holen Sie Höhen heraus, die wehtun, nehmen Sie Bässe hinzu, die vollen Klang geben. Vielleicht möchten Sie auch Ihr Lieblingslied unterlegen. Spielen Sie mit Ihrer inneren Stimme so lange, bis sie in Harmonie schwingt. Schon klingen die Worte anders, mit denen Sie sich bedenken. Kraftvoll. Heiter. Stark!

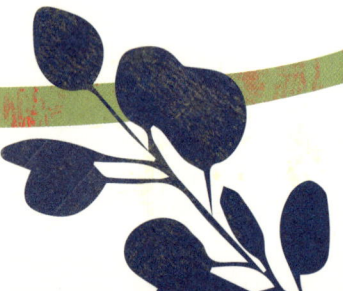

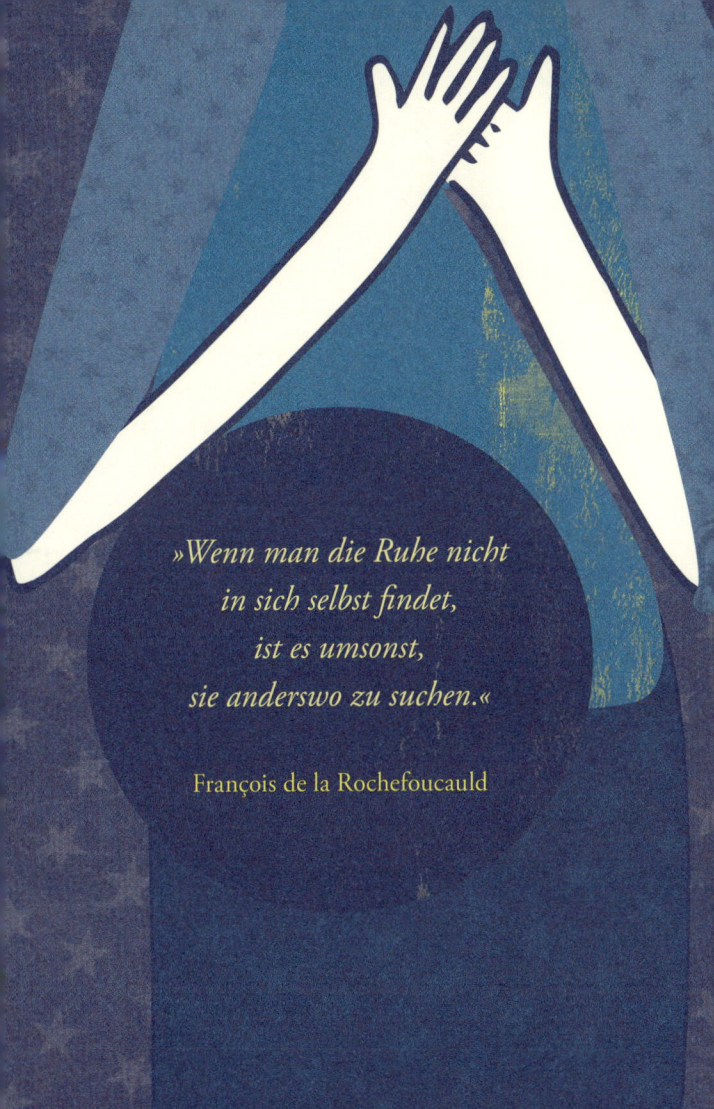

»Wenn man die Ruhe nicht
in sich selbst findet,
ist es umsonst,
sie anderswo zu suchen.«

François de la Rochefoucauld

Weg vom »Schnitzelkoma«

Auf jedes Hoch folgt unweigerlich ein Tief. Unser Körper braucht Leistungstiefs, um sich immer wieder zu erholen. Das kann er allerdings nur, wenn Sie ihm diese Pausen gönnen. Biologische Leistungstiefs liegen zwischen 8 und 9, 13 und 14, 17 und 18 Uhr. Gegen 3 Uhr sind Sie im absoluten Tief.

Oft macht einem nach dem Lunch das Mittagstief zu schaffen. Der Magen ist beschäftigt, das Essen zu verwerten. Sauerstoffreiches Blut fließt in Bauchorgane, um Nährstoffe aufzunehmen und abzutransportieren – wovon das Gehirn nichts hat. Müde. Lustlos. Schweres und fetthaltiges Essen verstärkt die Wirkung, sodass sich das Tief nach Koma anfühlt.

Mit leichter Kost brauchen Sie nicht mehr an Ihrem Tief zu knabbern. Suppe, Gemüse, Salat: Essen Sie sich langsam genussvoll satt! Sorgen Sie dafür, dass Sie erst am Abend wieder hungrig sind. Zwischenmahlzeiten sind von der Evolution nicht vorgesehen. Wir kommen als Vielesser auf die Welt, nicht als Häufigesser. Der Steinzeitmensch musste sich sein Essen hart erarbeiten, und das, was er erbeutet hatte, machte eine große Mahlzeit am Tag aus. Zwischen zwei bis drei Haupt- auch noch Zwischenmahlzeiten einzubauen, macht Neuzeitmenschen nachweislich dick, müde und krank.

▶ Übung: Kurzer Spaziergang

Richten Sie es sich als Ritual ein: Ein kurzer Spaziergang nach dem Essen bringt Ihre Verdauung auf Trab, senkt Ihren Blutzuckerspiegel und den Blutdruck gleich mit, hebt die Stimmung, baut Stress ab und hält Sie fit. Auch tanken Sie etwas Vitamin-D-Hormon, im Körper oft Mangelware, was nicht nur zu brüchigen Knochen führt, sondern auch zu Schlafstörungen.

Mittagsschlaf? – Nein danke!

So viele Vorteile wie ein Spaziergang hat ein Nickerchen nicht. Im Gegenteil: Sie vergrößern Ihre nächtlichen Schlafprobleme, wenn Sie einem Mittagsschläfchen frönen, das Sie zu lange ausdehnen. Für ein echtes Power-Napping, das Ihrer inneren Rhythmik dient, reichen fünf Minuten Ungestörtheit, möglich auch im Büro, solange Sie alleine dort sind. Kurz einnicken, schnell wieder aufwachen – schlafen Sie länger als 20, 30 Minuten, sinken Sie in Tiefschlaf, sind kaum wieder wach zu bekommen und können nachts kein Auge zutun.

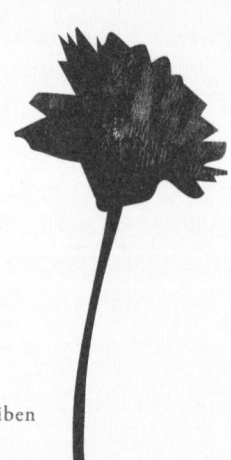

● **Impuls:** Freude auf dem Schirm

Schalten Sie um. Der Bildschirmschoner Ihres Computers kann zur Quelle steter Freude werden, die Sie mit Energie speist. Stellen Sie sich Fotos zusammen, mit denen Sie Heiterkeit oder Gelassenheit verbinden – und kreieren Sie Ihre eigene Foto-Show, die Ihnen oft am Tag überraschend schöne Momente beschert.

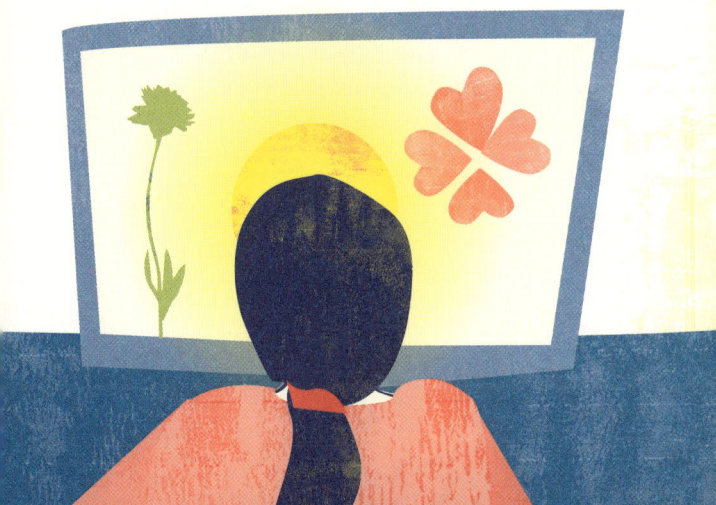

Sprechen Sie mit sich selbst

Über Affirmationen kommen Sie gut mit sich selbst ins Gespräch. Sie sind kleine und klare Sätze, die Ihnen den großen Dienst erweisen, sich selbst aus ganzem Herzen zu bejahen. Sprechen Sie die Sätze mehrmals am Tag laut oder leise aus, beginnen Sie, Ihrem Unbewussten neue Informationen zuzuspielen. So kommen festgefahrene Gedanken wieder ins Rollen und verabschieden sich dorthin, wo sie Ihnen keinen Kummer mehr bereiten: ins Nichts. Sie können selbst die für Sie originell passende Affirmation erdenken. Oder nehmen Sie einfach diejenige, die meistens kompatibel und wirksam ist: »Jeden Tag geht es mir in jeder Hinsicht besser und besser und besser.«

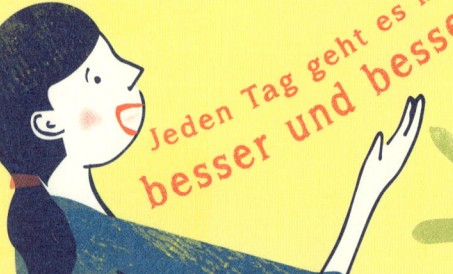

Impuls: Mit dem Diffuser auf Schnupperkurs

Zu klaren Worten passen reine Düfte optimal. Ätherische Pflanzenöle und deren einzigartige Aromen wirken sofort auf Ihr Gemüt. Nase und Riechnerven nehmen die Duftimpulse auf. Am besten entströmen sie einem Diffuser. Das weckt im Gehirn Erinnerungen an schöne Zeiten! Und beeinflusst sogar körperliche Reaktionen. Gegen Stress und geistige Erschöpfung haben sich tröpfchenweise bewährt: Engelwurz, Basilikum, Kardamom, Muskatellersalbei, Nelke, Rosmarin, Thymian und Weihrauch.

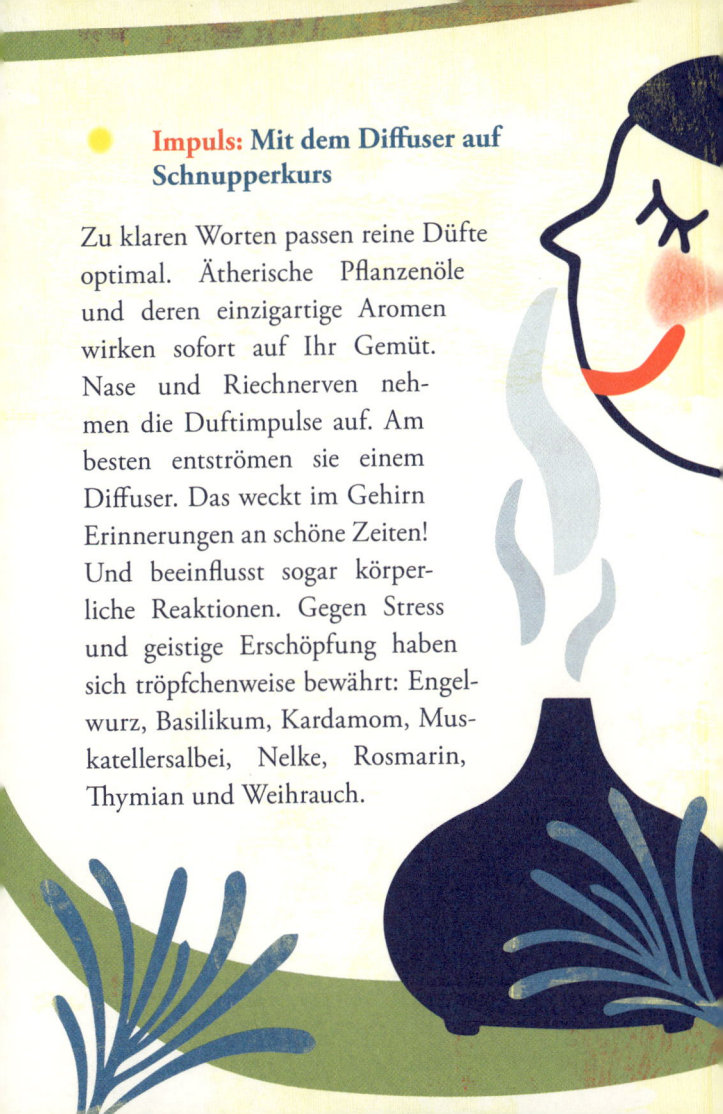

Der Wert Ihrer Leistung

Höher, weiter, besser! Leistung zählt, an ihr misst sich Erfolg, der das Leben wertvoll macht. Heißt es. Da fällt es schwer, sich am Tag auch nur eine kurze Auszeit zu leisten. In der Nacht dagegen gilt es für manchen als eine Leistung, durchzuschlafen, obwohl die eine mit dem anderen nichts zu tun hat.

Mit der Bewertung ist das so eine Sache: Welchen Wert messen Sie Ihrer Leistung bei? Verschafft Sie Ihnen Sicherheit? Freiheit? Vielleicht ist es auch die Geborgenheit, die hinter der Leistung steht, das Selbstvertrauen, die Vitalität oder Zufriedenheit. Was auch immer wert ist, dass Sie sich begeistern, einsetzen, zuwenden, bringt Sie zurück zu sich selbst und zu Ihrer Natur – der puren Lebensfreude.

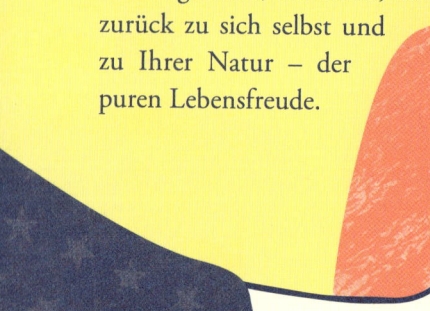

▶ Übung: Sie sind Gold wert!

Welche Werte sind Ihnen wichtig im Leben? Schreiben Sie sie auf und erstellen Sie Ihre aktuelle Top-Ten-Liste. Was ist Ihre derzeitige Nummer eins? Diesen Wert füllen Sie nun eine Woche lang mit Leben, wann immer sich die Gelegenheit bietet.

Nehmen wir an, Sie möchten leidigen Selbstzweifeln, die Sie um den Schlaf gebracht haben, mit ruhigem Selbstvertrauen begegnen. Das, was Sie heute nicht geschafft haben, versuchen Sie morgen noch einmal. Ist einiges nicht gelungen, bedeutet es, dass Sie besser anderes ausprobieren. Ging heute Morgen etwas schief, entdecken Sie am Abend, wozu genau das nutzt.

Es hat viel für sich, aus Fehlern Wertsachen zu machen, denn so werden sie zum Gewinn. Das gibt mit Sicherheit Rückhalt, der Frieden bringt und auch Erleichterung. Da kommt direkt Freude auf!

Ein Genuss, in sich zu ruhen

Berührende Momente schenken Ruhe. Wann und wo im Alltag berühren Sie sich spontan selbst? Legen die Hand aufs Herz oder Finger über den Mund, fassen sich an die Nase, greifen sich an den Kopf, stemmen die Hände in die Hüften oder verschränken die Arme? Nehmen Sie sich fünf Minuten Zeit und spüren nach, weshalb Sie tun, was Sie tun. Behutsames Nachforschen kann Sie in Berührung bringen mit dem, was Sie wirklich in Ihrem Leben brauchen. Je genauer Sie Ihre Bedürfnisse kennen, desto stärker wird Ihr Wunsch, sie erfüllt zu wissen. In der Schatzkiste, die dieses Buch Ihnen bietet, können Sie viele wertvolle Strategien und Möglichkeiten entdecken. Eine nach der anderen. Und am besten automatisiert, so liebt es Ihr Gehirn. Den größten Nutzen aus diesem Buch ziehen Sie, indem Sie sich Impulse und Übungen in Ruhe zu Gemüte führen und dann mit allen Sinnen entscheiden: Welche Übung, welcher Impuls spricht mich als Erstes an? Sieht das gut für mich aus? Klingt das angenehm in meinen Ohren? Fühlt es sich so an, als ob es genau das Richtige im Moment ist? Schmeckt mir das? Mag ich die herbe oder eher die blumige Note?

Die Übung, die Sie sich jetzt ausgesucht haben, üben Sie, zwei bis drei Wochen lang, dreimal am Tag, gerne auch öfter. Für fünf Minuten. Sie werden es merken, wenn Sie nicht mehr übers Üben nachdenken müssen, sondern es automatisch tun. In Sekunden. Sobald Ihr Gehirn diese Übung integriert hat und einfach abspult, sobald Sie sie brauchen, suchen Sie sich die nächste aus für zwei, drei Wochen.

Leben wird anders, während Sie sich von Tag zu Tag ausgeruhter fühlen. Weil Sie sich verändert haben. »Gute Nacht« ist kein banger Wunsch mehr, sondern beruhigende Tatsache.

Eine mit delikater Note, wie sich der Dichter Heinrich Heine begeisterte:

»Der Schlaf ist doch
die köstlichste Erfindung!«

Heinrich Heine

Quellen und Literatur

Seite 61 und 75 (Morgenwonne, Abendwonne)
Die Fragen und kraftvollen Antworten wurden
formuliert in Anlehnung an die Power-Fragen von
Motivationstrainer und Autor **Anthony Robbins**.

Hemm, Dagmar/Noll, Andreas:
Die Organuhr, München 2018
Maier, Robert (Hrsg.):
Apicius: De re coquinaria / Über die Kochkunst.
Lateinisch-Deutsch. Reclam, Stuttgart 1991, 2018
Robbins, Anthony:
Das Prinzip des geistigen Erfolgs, Berlin 2004
Tausch, Reinhard:
Hilfen bei Stress und Belastung, Reinbek 2017
Walter, Rudolf:
Lass deiner Seele Zeit, Freiburg 2017
Weeß, Hans-Günter:
Schlaf wirkt Wunder, München 2018
Zulley, Jürgen:
So schlafen Sie gut!, München 2008

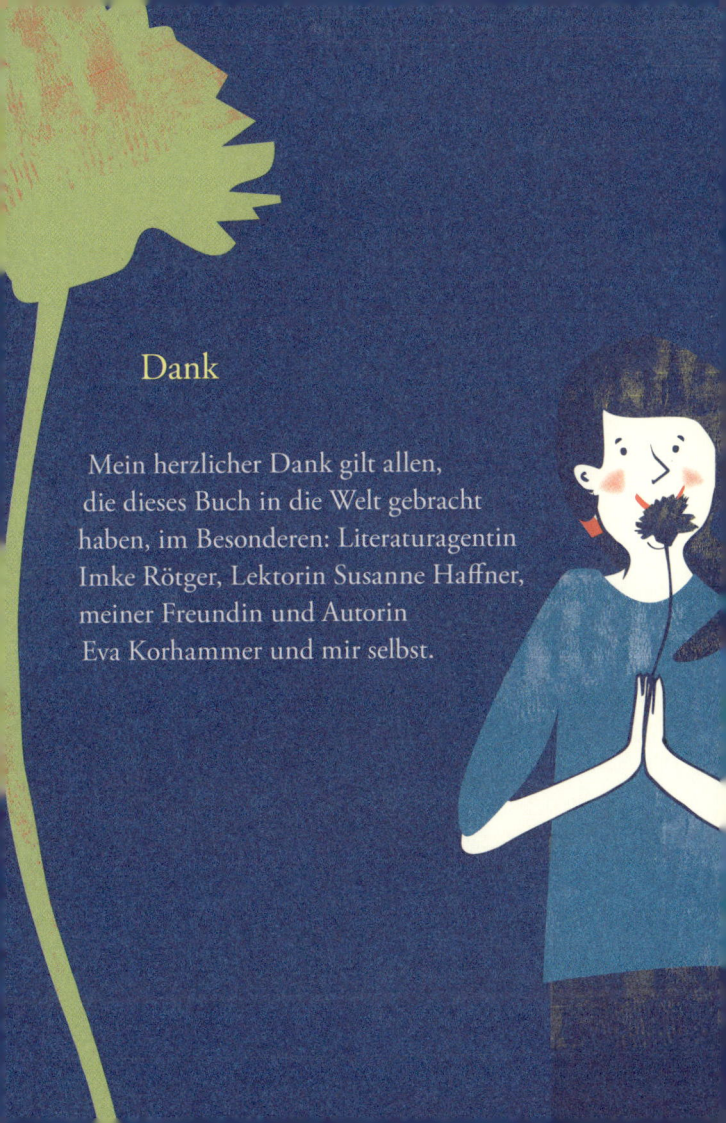

Dank

Mein herzlicher Dank gilt allen,
die dieses Buch in die Welt gebracht
haben, im Besonderen: Literaturagentin
Imke Rötger, Lektorin Susanne Haffner,
meiner Freundin und Autorin
Eva Korhammer und mir selbst.

BASTEI LÜBBE TASCHENBUCH

Band 0600

Haftungsausschluss: Die Übungen und Rezepte in diesem Buch sind nach bestem Wissen und Gewissen zusammengestellt, doch sie ersetzen keine ärztliche Behandlung oder Psychotherapie. Wenn Sie starke Symptome haben, sollten Sie fachliche Unterstützung suchen. Autorin und Verlag können für auftretende Schwierigkeiten keine Haftung übernehmen.

Originalausgabe
Vermittelt durch Imke Rötger, Agentur und Dienste für Autoren und Verlage
Copyright © 2020 by Bastei Lübbe AG, Köln
Titel- und Innenillustration: Lena Ellermann
Gesamtgestaltung und Satz: Lena Ellermann
Gesetzt aus der Adobe Garamond Pro
Druck und Bindung: Print Consult GmbH, München
Printed in Slovakia
ISBN 978-3-404-0600-9

5   4   3   2   1

Sie finden uns im Internet unter www.luebbe.de
Bitte beachten Sie auch: www.lesejury.de

Ein verlagsneues Buch kostet in Deutschland und Österreich jeweils überall dasselbe.
Damit die kulturelle Vielfalt erhalten und für die Leser bezahlbar bleibt, gibt es die gesetzliche Buchpreisbindung. Ob im Internet, in der Großbuchhandlung, beim lokalen Buchhändler, im Dorf oder in der Großstadt – überall bekommen Sie Ihre verlagsneuen Bücher zum selben Preis.

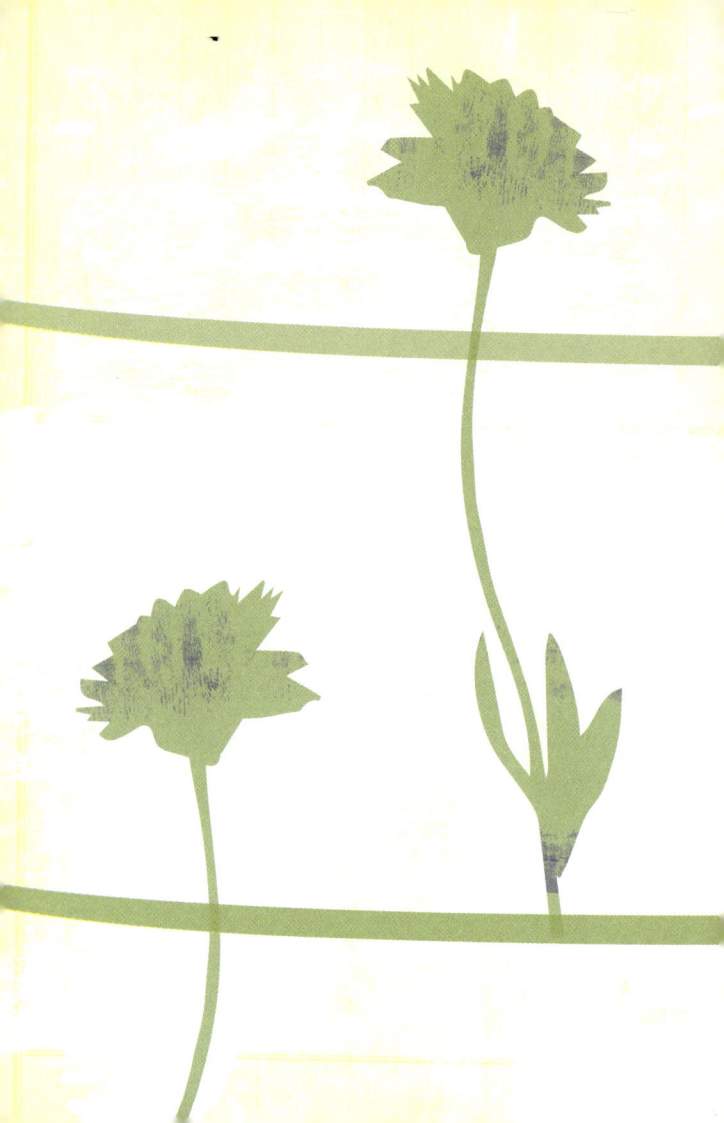